Brigitte Bohnsack

Drogenentzug und Pharmakotherapie

Fallbesprechungen aus dem klinischen Alltag

Fachwissen kompakt

Brigitte Bohnsack

Drogenentzug und Pharmakotherapie

Fallbesprechungen aus dem klinischen Alltag

Fachwissen kompakt

1. Auflage 2025

ISBN: 978-3-96605-312-9

ISBN E-Book (PDF): 978-3-96605-318-1

Bibliografische Information der Deutschen Nationalbibliothek

Die Deutsche Nationalbibliothek verzeichnet diese Publikation in der Deutschen Nationalbibliografie; detaillierte bibliografische Daten sind im Internet über https://portal.dnb.de abrufbar.

Psychiatrie Verlag GmbH

Ursulaplatz 1

50668 Köln

info@psychiatrie-verlag.de

Lektorat: Mihrican Özdem, Landau

Umschlagkonzeption und -gestaltung: GRAFIKSCHMITZ, Arnbruck, unter Verwendung eines Fotos von Jonathan Schöps / photocase.de

Typografiekonzeption: Iga Bielejec, Nierstein

Satz: Barbara Hoffmann, Leipzig

Druck und Bindung: Plump Druck & Medien, Rheinbreitbach

Brigitte Bohnsack

Drogenentzug und Pharmakotherapie

Psychiatrie
Verlag

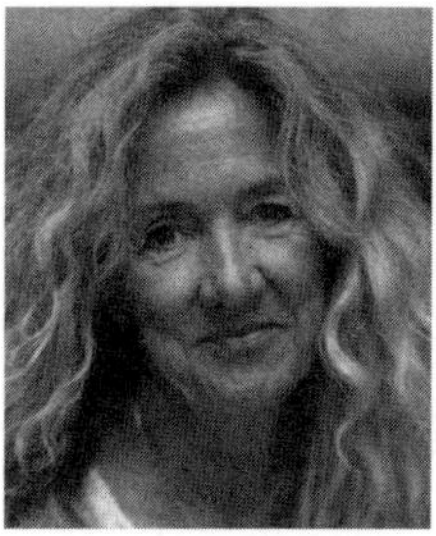

© Monica Hjelmslund

Die Sylterin **Dr. med. Brigitte Bohnsack**, Fachärztin für Psychiatrie und Psychotherapie, ist Leitende Ärztin der ASBO in Thun/Schweiz. Bis 2022 arbeitete sie in Psychiatrischen Kliniken in NRW, zuletzt als Chefärztin einer Suchtabteilung. Sie machte sich einen Namen als kompetente und engagierte Kollegin mit viel Herz: auch für die fachärztliche Weiterbildung im Suchtbereich.

Bei den in diesem Buch angegebenen therapeutischen Verfahren, Hinweisen zur medikamentösen Behandlung und bei den einzelnen Übungen und praktischen Anwendungsmöglichkeiten hat die Autorin den aktuellen wissenschaftlichen Stand berücksichtigt. Autorin und Verlag können aber keine Garantie für die Vollständigkeit und Wirksamkeit der Inhalte geben.

Die Handelsnamen der besprochenen Medikamente sind mit dem Zeichen * gekennzeichnet. Aus dem Fehlen dieser Kennzeichnung darf aber nicht auf die freie Verwendbarkeit eines Medikamentennamens geschlossen werden, es kann sich um gesetzlich geschätzte Warenzeichen handeln, die nicht ohne weiteres benutzt werden dürfen.

Bei allen Angaben über Indikationen, Kontraindikationen, erwünschte und unerwünschte Wirkungen, Dosierungsanweisungen und Applikationsformen hat die Autorin sich um äußerste Sorgfalt bemüht. Verlag und Autorin können aber für diese Angaben keine Gewähr übernehmen. Derartige Angaben müssen vom jeweiligen Anwender im Einzelfall auf ihre Richtigkeit überprüft werden. Bitte lesen Sie dazu den Beipackzettel und fragen Sie Ihre Ärztin oder Ihren Arzt.

Geleitwort

»Suchtkranke - die ungeliebten Kinder der Psychiatrie.« Unter diesem Titel wurden auf dem Hamburger Kongress von 1989 die erheblichen Defizite der Psychiatriereform in der ehemaligen Bundesrepublik Deutschland bezüglich Suchtkranker kritisch reflektiert und massive Veränderungen eingefordert, insbesondere in der Haltung den Betroffenen gegenüber. Und genau diese bereits vor über 35 Jahren eingeforderte Haltung bringt dieses Buch auf den Punkt, nämlich Begegnung auf Augenhöhe.

Begehung auf Augenhöhe, d.h. weder paternalistisch von oben herab, häufig verbunden mit moralisierend-abwertender Haltung, noch idealisierend oder fürsorglich entmündigend. Auf Augenhöhe bedeutet, die Betroffenen von Beginn an ernst zu nehmen und in die Behandlung einzubeziehen, ebenso die zuständigen Mitarbeitenden aller Professionen, also das Behandlungsteam, ohne Vernachlässigung oder Tabuisierung der Verantwortung aller am Behandlungsprozess Beteiligten (juristisch, fachlich, ethisch) und deren jeweiliger Perspektive.

Die Entwicklung einer Drogenabhängigkeit wirkt sich auf alle Lebensbereiche aus – ein komplexer Prozess, der in unterschiedlichen mehrdimensionalen Modellen seinen Ausdruck findet und als biopsychosozial beschrieben wird. Diese vielfältigen Auswirkungen gilt es zu berücksichtigen für eine gelingende Drogenentzugsbehandlung von Beginn an. Das erfordert

- Informationen für die Betroffenen,
- Vernetzung mit allen Hilfsangeboten, die je nach konkreter Problemlage im Einzelfall intensiv einbezogen werden (Allgemeinkrankenhäuser, Gesundheits-, Sozial-, Jugend- und Wohnungsämter, Frauenhäuser, Streetworker, Arbeitgeber und Gewerkschaften, Justiz etc.),

- ein professionelles suchtmedizinisches Behandlungskonzept,
- ein multiprofessionelles Team
- und insbesondere: eine wertschätzende, nicht wertende Haltung und Atmosphäre.

Drogenkonsum bedeutet im deutschen Sprachraum Konsum illegalisierter psychoaktiver Substanzen. Die Entwicklung der Drogenprohibition – also des strafbewehrten Verbots von Produktion, Handel und Konsum bestimmter psychoaktiver Substanzen – ist eng verknüpft mit der Entwicklung des Kolonialismus insbesondere der letzten 200 Jahre und vor allem seit dem Ende des Ersten Weltkriegs.

Die Unterscheidung zwischen legalisierten und illegalisierten psychoaktiven Substanzen war und ist vor allem eine politische – abhängig von vielen, insbesondere wirtschaftlichen Aspekten. Damit ist sie einem Diskussionsprozess unterworfen, der geprägt ist von intensiv, dynamisch und kontrovers geführten Standpunkten.

Drogenkonsumierende sind gezwungen, juristische Grenzen zu überschreiten, um über den Schwarzmarkt an Drogen zu gelangen. Das hat gesundheitliche, strafrechtliche und soziale Konsequenzen, verbunden mit oft weitreichenden Ausgrenzungen auch im Gesundheitswesen und auch in der Psychiatrie.

In Deutschland hat die Psychiatrie-Enquête mit den darauffolgenden Reformen der psychiatrischen Versorgung seit den 1970er Jahren zu wesentlichen Verbesserungen geführt: wohnortnahe ambulante und stationäre Angebote, Erhalt sozialer Kontakte während der Behandlung, Reintegration während und nach der Behandlung, Förderung der Patientenautonomie. Allerdings wurden Suchtkranke und vor allem Drogenabhängige lange weiterhin vernachlässigt und faktisch von den Reformen ausgegrenzt (Schwan & Krausz, 1990).

Erst im Bericht der Expertenkommission von 1988, einem Zwischenfazit des Reformprozesses der psychiatrischen Versorgung, wurden diese Mängel explizit aufgezeigt und wesentliche strukturelle Verbesserungen eingefordert (Bundesminister für Jugend, Familie, Frauen und Gesundheit, 1988). Substitutionsbehandlungen und homologe Drogenentzugsbehandlungen wurden auf Länderebene modellhaft erprobt und dann schrittweise bundesweit durchgesetzt. Eine Vorreiterrolle kam dabei Nordrhein-Westfalen zu.

Ein Arbeitskreis aus psychiatrischen Kliniken mit Versorgungsauftrag und Unterstützung von Hans-Adolf Hüsgen, des bundesweit ersten Landesdrogenbeauftragten, entwickelte das Konzept »Qualifizierte stationären Akutbehandlung Drogenabhängiger«, das schrittweise flächendeckend in NRW umgesetzt wurde. Aus dem Arbeitskreis entstand 1997 ein gleichnamiger Fachverband, der seit 2002 gemeinsam mit der Freien Wohlfahrtspflege als Vertreter der ambulanten Drogenhilfe und stationären Langzeittherapie sowie dem Landschaftsverband Rheinland, einem der größten deutschen überörtlichen Sozialhilfeträger und Träger psychiatrischer Einrichtungen, regelmäßig Fachtagungen veranstaltet.

Der Fachverband hat das Ziel, die fachlichen Herausforderungen und sozialpolitischen Probleme der Behandlung Drogenabhängiger zu diskutieren und das gesamte Hilfesystem einzubeziehen – von überlebenssichernden Angeboten (Drogenkonsumräume, Streetwork etc.) über qualifizierte Drogenentzugsbehandlung bis hin zu soziotherapeutischen Wohnheimen und medizinischer Rehabilitation (Fachverband QSAD, o. J.). Die Tagungsdokumentationen der bislang zehn Fachtagungen (zuletzt im Mai 2022) sind auf der Homepage des Fachverbands zugänglich und können herunterladen (https://fachverband-qsad.de/) und als Druckversion beim Landschaftsverband bestellt werden (www.lvr.de).

Im Kern umfasst qualifizierte Akut- bzw. Entzugsbehandlung folgende Punkte:

- Qualifizierte medikamentengestützte Behandlung, je nach Konsummuster und psychischer und somatischer Verfassung

- Motivationsförderung nach dem Konzept des Motivational Interviewing
- Erarbeitung einer angemessenen, möglichst nahtlos verfügbaren Anschlussperspektive (Selbsthilfegruppe, Substitution, Beratungsstelle, Wohnheim, Arbeitsplatz, medizinische Rehabilitation etc.) mit niederschwelligem Zugang für Betroffene unter aktiver Einbeziehung der Betroffenen

Denn qualifizierte Akutbehandlung mit dem Ziel der Hilfe zur Selbsthilfe erfordert soweit möglich die Akzeptanz und Mitarbeit der Betroffenen. Ohne deren zumindest akzeptierende, möglichst aber aktive Mitarbeit ist nur Notfallbehandlung möglich; Reanimation eines Menschen ist niemals sicher, insbesondere wenn bei ihm komplexe Risikofaktoren vorliegen.

Und genau deshalb sind niederschwelliger Zugang, aktive wertschätzende Haltung den Betroffenen gegenüber und Erarbeitung stabilisierender Anschlussperspektiven unverzichtbar. Bei allen weiterführenden Hilfen ist die Mitarbeit der Betroffenen elementar; denn Hilfe ohne oder gar gegen die Betroffenen ist nicht möglich.

Über die Kooperation und den kontinuierlichen offenen fachlichen Austausch im Fachverband, dessen Vorsitz ich über viele Jahre innehatte, habe ich Frau Bohnsack zunächst als Oberärztin, dann als Chefärztin für die Suchtabteilung großer psychiatrischer Kliniken kennen- und sehr schätzen gelernt.

Mit ihrem hohen Engagement, ihrem Interesse an aktuellen und sich abzeichnenden neuen Herausforderungen (z. B. neue Konsummuster, Betroffene mit Migrationshintergrund und häufig unklarem Aufenthaltsstatus) und ihrer stets wertschätzenden Haltung den Betroffenen und Mitarbeitenden gegenüber hat sie wesentlich beigetragen zur Verankerung und Weiterentwicklung dieses suchtmedizinischen Behandlungskonzepts.

Dieses Buch schließt eine bedeutsame Lücke.

Vor 30 Jahren war es für den fachlichen Austausch über suchtmedizinische Behandlung Drogenabhängiger erforderlich, ins Ausland zu fahren, um sich auszutauschen über praktische Erfahrungen mit innovativen, damals in Deutschland noch weitgehend tabuisierten und verpönten Behandlungsansätzen, insbesondere die Behandlung und Begegnung auf Augenhöhe.

Es ist wesentlich, jüngeren Kolleginnen und Kollegen die Erfahrungen mit diesem Behandlungskonzept und das komplexe, spannende und sowohl medizinisch als auch sozialpolitisch bedeutsame Gebiet der Suchtmedizin nahezubringen.

Anhand von vielen Fallvignetten, in denen sich die Komplexität der Suchtmedizin widerspiegelt, stellt die Autorin Kernpunkte der Behandlung sehr anschaulich dar: unterschiedliche Konsummuster, suchtmedizinische, allgemeinpsychiatrische, somatische, aber auch juristische Herausforderungen, die Relevanz multiprofessioneller Zusammenarbeit als Team und aktiver Netzwerkarbeit, erfolgreiche und nicht erfolgreiche Interventionen. Und die Unverzichtbarkeit der Begegnung mit den Betroffenen auf Augenhöhe, nicht als Taktik, sondern Ausdruck innerer Haltung.

Allen suchtmedizinisch interessierten Kolleginnen und Kollegen, nicht nur Neueinsteigerinnen und Neueinsteigern, kann ich dieses Lesebuch sehr empfehlen und danke Frau Bohnsack für ihr Engagement, ihre umfangreichen Erfahrungen in diesem so bedeutsamen Gebiet weiterzugeben.

Im Mai 2025
Dr. Thomas Kuhlmann

Inhalt

Tabellenverzeichnis

»Ein persönliches Wort« an Medizinstudierende und Medizinerinnen und Mediziner

Sie werden sich im Laufe des Studiums oder aber am Anfang der beruflichen Laufbahn orientieren und überlegen, in welcher der vielen Richtungen der Medizin Sie Ihren Schwerpunkt setzen möchten. Der Fachbereich Psychiatrie mag nicht zu Ihren Favoriten gehören, aber Sie werden in jedem Fachgebiet nicht nur mit der körperlichen Verletzbarkeit und Verwundbarkeit konfrontiert werden, sondern auch mit der seelischen. Sei es der schwer erkrankte oder verletzte, der zurückgelassene oder begleitende Mensch.

Und Sie werden in der Notaufnahme, im Rettungswagen oder auf der Intensivstation nicht nur auf den seelisch verletzten Menschen treffen, sondern auch auf Suchtkranke. Das Wissen um die Suchterkrankung wird Ihnen helfen, den professionellen Umgang mit ihnen zu finden.

Ich möchte Ihnen daher ans Herzen legen, eine Zeit im praktischen Jahr oder in der folgenden Assistenzzeit im suchtpsychiatrischen Bereich zu arbeiten, auch wenn Sie sich für eine andere Fachrichtung entscheiden.

Und vielleicht wird ja auch Ihr Interesse geweckt oder Sie entdecken Ihre Neigung und entscheiden sich für eine Weiterbildung in der Psychiatrie. Das wäre sicher auch ein Gewinn für die psychiatrische Fachwelt.

Einleitung

Dieses »Lesebuch« ist nach vielen Jahren Tätigkeit in der stationären und ambulanten Suchtbehandlung mit Schwerpunkt Drogenentzug entstanden mit dem Wunsch, jüngeren interessierten Ärztinnen und Ärzten Wissen aus diesem Erfahrungsschatz weiterzugeben und ihnen in der Behandlung der drogenabhängigen Menschen ein wenig Sicherheit zu vermitteln. Auch haben mich jungen Kolleginnen und Kollegen, die an den von mir geleiteten Visiten teilnahmen und mein Beziehungskonzept »auf Augenhöhe« kennenlernten, gebeten, den pharmakologischen Teil des gemeinsam erstellten Behandlungsplans zu verschriftlichen, um vorhandene Fachliteratur zu ergänzen. Ich hoffe, diesen Wunsch mit der vorliegenden Lektüre zu erfüllen.

Die suchtkranken Hilfesuchenden urteilsfrei und offen zu empfangen und gegenseitige Erwartungen zu klären, ohne dass wir Professionelle in den Status des »Dealers« rutschen und ohne dass die Suchtkranken nicht die Rolle des Bittstellers annehmen müssen, bedingt eine empathische wie auch pragmatischen Haltung. Wir begegnen den Hilfesuchenden mit Respekt und erstellen gemeinsam einen Behandlungsplan unter der Prämisse, dass wir Ärzte und Ärztinnen die Verantwortung für die Behandlung der Suchtkranken und damit auch für unser Handeln innehaben.

Dabei hilfreich, aber gleichsam an Leitlinien orientiert zu arbeiten, stellt eine Herausforderung dar.

Wie in vielen Begegnungen stellt der Beziehungsaufbau mit den suchtkranken Menschen einen essenziellen Bestandteil der Behandlung dar. Betroffene haben vielfach eine ablehnende Haltung erfahren, nicht nur durch die Hilflosigkeit der anderen im Umgang mit ihnen. Zudem geben sie an, dass es ihr vorrangiges Bestreben ist, Substanzen zu beschaffen und zu konsumieren, nicht nur um die körperlichen

Symptome zu mildern, sondern auch um ihr Leben – wenigstens kurzfristig – erträglicher zu machen. Eine Entzugsbehandlung stellt für sie insofern eine große Belastung dar.

In den Anamnese- und Behandlungsplangesprächen wurden nicht nur das Konsummuster, sondern auch die Lebensbedingungen, der körperliche Zustand und die seelische Verfassung zum Zeitpunkt des gewünschten Drogenentzugs eruiert und im weiteren Verlauf berücksichtigt.

Es kann daher kein festgelegtes Behandlungsschema, kein Standard geben. Dieses ist eine gute Basis für die im klinischen Drogenentzug noch unerfahrenen Mitarbeitenden, bedarf aber einer Anpassung an die individuellen Symptome sowohl an die seelischen als auch an die körperlichen bei häufig bestehenden Ko- und Multimorbiditäten.

Vorbereitung

Das Basiswissen für die Arbeit als Suchtmedizinerin und -mediziner erstreckt sich über die Wirkung der einzelnen Substanzen, Entwicklung eines schädlichen Konsummusters und eines Abhängigkeitssyndroms, Entzugssymptome und körperliche sowie seelische Folgeschäden, pharmakologische Behandlung mit Wirkungsweise der zur Verfügung stehenden Präparate bis hin zur klaren Indikationsstellung. Hierzu darf ich auf die S3-Leitlinien der AWMF verweisen, auf Fachbücher und Publikationen in Fachzeitschriften ergänzend zur klinischen Erfahrung.

Sehr umfangreich ist die S3-Leitlinie »Screening, Diagnostik und Behandlung alkoholbezogener Störungen« (DGPPN & DG-Sucht, 2020b). Daneben gibt es die S3-Leitlinie »Medikamentenbezogene Störungen« und die S2k-Leitlinie »Notfallpsychiatrie«. Zur Befolgung der Empfehlungen heißt es in der Leitlinie »Medikamentenbezogene Störungen«:

> *Die Entscheidung darüber, ob einer bestimmten Empfehlung gefolgt werden soll, ist individuell unter Berücksichtigung der […] vorliegenden Gegebenheiten und Präferenzen sowie der verfügbaren Ressourcen zu treffen. (DGPPN & DG-Sucht, 2020a, S. 13)*

Die S3-Leitlinie »Opioidbezogene Störungen« ist in Bearbeitung und wird voraussichtlich Ende Juli 2025 fertiggestellt.

Ein intensiver persönlicher Austausch mit in der Sucht erfahrenen Tätigen hilft beim Einblick in die Suchtarbeit. Zudem können verschiedene Blickwinkel einen differenzierten Zugang erleichtern. Und es gilt immer: Es gibt keine falschen Fragen! Bitte nutzen Sie die Kommunikation mit Erfahrenen, die das theoretische und praktische Wissen gewinnbringend ergänzt.

Anleitung

Zum Schutze der suchtkranken Personen, deren Behandlungsverläufe hier beschrieben werden, verzichte ich vollständig auf Angaben der Lebensgeschichte, damit keine Ähnlichkeiten festgestellt werden können. Natürlich inkludiert die Anamneseerhebung auch die Erfassung der Lebensgeschichte. Weitere Befunde führe ich nicht explizit auf, um den Lesebuch-Charakter dieses Buchs zu bewahren.

Selbstverständlich sind umfangreiche diagnostische Schritte durchzuführen und entsprechend der Indikation die Medikation anzupassen unter Beachtung der Wechselwirkungen und Kontraindikation. Hilfreich sind hier die Hinweise der computergestützten Medikationsprogramme und die bewährte Literatur der Pharmakotherapie.

Die Pharmakotherapie erfolgt sowohl symptomorientiert als auch unter Berücksichtigung der jeweiligen Fachliteratur bzw. der Fachinformationen der Hersteller und der Erfahrungen der Betroffenen. So kann ein Behandlungsplan erstellt werden, in dem allen Anforderungen gerecht wird. Weitere therapeutische Maßnahmen, die eine qualifizierte Entzugsbehandlung kennzeichnen, führe ich hier nicht mit auf. Der Schwerpunkt dieses Buches liegt auf der Optimierung der pharmakologischen Interventionen. Hier weist die S3-Leitlinie für Medikamentenbezogene Störungen (DGPPN & DG-Sucht, 2020a) ergänzend auf den Off-label-Use hin.

Viele suchtkranke Menschen haben eine hohe Toleranz an die Substanzen entwickelt, dies müssen wir stets mitberücksichtigen:

Für die allermeisten Substanzen gilt: Wenn ein Absetzen oder Entzug durchgeführt wird, so ist das jeweilige Medikament langsam auszuschleichen. Die ursprünglichen und eventuell auch konsekutiv auftretenden medizinischen oder psychischen Erkrankungen sind dabei leitliniengerecht und möglichste optimal mitzubetreuen. (DGPPN & DG-Sucht, 2020, S. 48)

Anmerkung zur Begrifflichkeit »Substitutionsbehandlung«
Der Begriff »Substitutionsbehandlung« wurde durch den Begriff »OAT« (Opioid Agonisten-Therapie) ersetzt und wird hier synonym verwendet.

Anmerkung zur Codierung
In der hier vorliegenden Buchfassung sind die Krankheiten gemäß ICD-10 codiert, die noch gültig ist.

»Die ICD-11 ist seit ihrem Inkrafttreten am 01.01.2022 grundsätzlich einsetzbar, jedoch ist die Entwurfsfassung der ICD-11 in Deutsch aus lizenzrechtlichen Gründen noch nicht nutzbar.«
(Bundesinstitut für Arzneimittel und Medizinprodukte, o. J., o. S.)

Grundzüge der Gesprächsführung

Wir erleben die suchtkranken Menschen in der Klinik in unterschiedlichen Situationen: Sie kommen als Notaufnahme, im Rahmen einer Fremdunterbringung, aus der Obdachlosigkeit, nach Konflikten mit dem Partner oder der Partnerin oder auf Druck der Familienmitglieder oder auch Behörden, sie kommen vor einer geplanten Rehamaßnahme oder einer ambulanten OAT-Behandlung.

Sie kennen die Klinik und Mitarbeitende schon, waren mehrfach in Behandlung, deren Verläufe vielleicht nicht ganz einfach waren, oder sie kennen noch niemanden aus dem Team, sind ängstlich und verunsichert. Versuchen Sie, sich in die Situation Ihres Gegenübers hineinzuversetzen.

Grundsätzlich ist eine positive Haltung gegenüber jedem unabdingbar, auch wenn es bei vorigen Behandlungen zu Konflikten kam. Dieses kann zu einem späteren Zeitpunkt in der Behandlung angesprochen und aufgearbeitet werden.

Im besten Fall haben Sie die Möglichkeit, sich vorher aktenanamnestisch oder durch persönlichen Austausch mit Beteiligten Vorinformationen einzuholen.

Ein respektvoller Umgang erfordert, dass Sie sich im ersten Kontakt, unabhängig von der zur Verfügung stehenden Zeit, mit Ihrem Namen und Ihrer Funktion in der Klinik vorstellen und dann diese Informationen auch von den Betroffenen erbitten.

Beispiel

Variante A: Guten Abend, ich heiße Hans Glück, bin Assistenzarzt und heute für Sie verantwortlich. Und Sie sind Frau/Herr…?
Sind Sie das erste Mal bei uns?

Variante B: ***Guten Abend Frau Sommer, gut, dass Sie wieder da sind.***

Im Anschluss ist es empfehlenswert, wenn Sie den zur Verfügung stehenden Rahmen und die Abläufe kurz mitteilen. Ich wähle z. B. folgende Worte:

Ich würde gerne erfahren, wie Sie zu uns gekommen sind, wie es Ihnen vorher ergangen ist und wie es Ihnen jetzt geht. Dann könnten wir zusammen den Behandlungsplan besprechen. Ich denke, wir brauchen dafür schon ein wenig Zeit. Sollte es Ihnen dabei plötzlich nicht gut gehen, sagen Sie es mir bitte, dann können wir zu einem späteren Zeitpunkt das Gespräch fortsetzen. Wollen wir starten? Gibt es etwas ganz Wichtiges, was Sie zunächst erzählen möchten?

Wenn Sie das Gespräch geführt und alle notwendigen Informationen erhalten haben, wiederholen Sie die wichtigsten Punkte, insbesondere die Vereinbarung über die ersten Maßnahmen und Behandlungsschritte, und versichern Sie sich, dass die Person alles verstanden hat:

Gut. So wie ich Sie verstanden habe, steht jetzt für Sie der Kokainentzug im Vordergrund. Das heißt, wir belassen die Substitutionsdosis, die Sie bisher erhalten haben, und ich setze die Bedarfsmedikation an, mit der Sie gute Erfahrung gemacht haben, okay?
Und wir haben besprochen, dass wir Benzodiazepine nicht zum Schlafen ansetzen, richtig?
Für uns wäre es noch ganz wichtig, dass Sie vor der ersten Medikamenteneinnahme noch Urin abgeben.

> ***Bei der nächsten Visite besprechen wir alles weitere, im Notfall wenden Sie sich bitte an das Team, okay? Prima, dann danke ich Ihnen erst einmal.***

Es ist möglich, dass ich Mitten im Gespräch angefunkt werde, dann bitte ich um Verständnis und sage, dass ich kurz fortgehen muss.

Wie Sie sicher gemerkt haben, habe ich zwei Techniken angewendet: aktives Zuhören und Paraphrasieren. Diese sind in der Aufnahmesituation hilfreich. Bezüglich der Gesprächstechniken wird in den S3-Leitlinien das Motivational Interviewing empfohlen:

> *Motivierende Gesprächsführung basiert auf Grundsätzen der Gesprächspsychotherapie, der Verhaltenstherapie sowie der Kommunikationspsychologie. Sie betont die persönliche Entscheidungsfähigkeit der Patientinnen und Patienten.*
>
> (Kremer & Schulz, 2020, S. 9)

Ich empfehle dazu Trainingskurse, die zudem meistens auch viel Spaß machen.

1. Fallbesprechung: Alkoholentzugsbehandlung

ICD-10

- F10.2, F10.3
- F11.2, F11.3
- F13.2, F13.3

1.1 Fallbeschreibung

Ein 52-jähriger männlicher Patient kommt leicht intoxikiert zur 21. stationären Entzugsbehandlung. Bei ihm liegt massiver Alkoholkonsum seit der Kindheit/Jugend vor mit Phasen von komatösen Rauschzuständen und delinquentem Verhalten unter Alkoholeinfluss; des Weiteren intravenöser Benzodiazepin-, Kokain- und Heroinkonsum nach dem 25 Lebensjahr, auch unter einer ca. 10-jährigen Substitutionsbehandlung. Der Patient konsumiert täglich geringe Mengen Heroin inhalativ, 4 bis 6 ml Polamidon, ca. 200 ml Wodka neben Bier, 20 bis 40 mg Diazepam peroral. In den letzten 4 Jahren bis ca. 5 Wochen vor Aufnahme stand der Alkoholkonsum im Vordergrund, erst in jüngster Zeit konsumiert er wieder Diazepam und Heroin.

In der Anamneseerhebung können weiterhin eine COPD (chronisch obstruktive Lungenerkrankung), ein Anfallsgeschehen im Entzug und eine mit Mirtazapin behandelte rezidivierende depressive Episode eruiert werden.

Im DSCU (Drug Screen Control Unit = Drogen-Screening-Kontroll-Einheit) bestätigen sich seine Angaben zu seinem Konsum.

1.2 Pharmakotherapie

Der Patient hatte erst wenige Wochen zuvor einen Heroin- und Diazepamrückfall. Deshalb legen wir den Schwerpunkt auf die Alkoholentzugsbehandlung. Aufgrund einer gering ausgeprägten Entzugssymptomatik kann diese mit nur 4×5 mg Diazepam gut kupiert werden. Auch wenn Diazepam zu den länger wirksamen Benzodiazepinen gehört, empfiehlt sich eine Dosierung über den Tag verteilt, auch um die Adhärenz zu erhalten.

Unter dem Anfallsschutz mit Levetiracetam erfolgt das Ausschleichen von Diazepam über 5 Tage, anschließend von Levetiracetam über 5 Tage.

> ***Über den Einsatz von Antikonvulsiva während oder nach der Alkoholentzugsbehandlung verweise ich auf einen Artikel von Hamel (2018).***
>
> ***Des Weiteren verweise ich auf die Schlüsselempfehlungen der S3-Leitlinie »Screening, Diagnostik und Behandlung alkoholbezogener Störungen« (DGPPN & DG-SUCHT, 2020b), hier die Punkte 3.4.3.4, 3.4.3.9 und 3.4.3.10. Unter Punkt 3.4.3.18 wird auf die zusätzliche Gabe von Thiamin in Kombination mit Magnesium empfohlen, die heute obligat ist.***

Diazepam wie auch andere Benzodiazepine sollten in der kleinsten erforderlichen Dosis möglichst über einen kurzen Zeitraum gegeben werden, gleichzeitig sollte abruptes Absetzen vermieden werden. Dies gilt für die Alkoholentzugsbehandlung, nicht aber für die Benzodiazepin-Entzugsbehandlung bei einer länger bestehenden Benzodiazepin-Abhängigkeitsproblematik (siehe dazu 9. Fallbesprechung).

Parallel schleichen wir im vorliegen Fallbeispiel Polamidon ausgehend von 3,5 ml Tagesdosis aus. Dieses zeitgleiche Schema ist vertretbar, wenn die Person in einer ausreichend stabilen Gesamtverfassung ist, der Konsum nicht massiv war und die Adhärenz gut ist oder die Person es wünscht.

Je nachdem, wie ausgeprägt die Entzugssymptomatik ist, kann zwischen 0,3 ml und 0,4 ml Polamidon täglich reduziert werden.

Der Einsatz von Antikonvulsiva wird kontrovers diskutiert. In der oben erwähnten S3-Leitlinie wird der Einsatz von Antikonvulsiva bei positiver Anfallsanamnese oder anderen Risiken – hier die Mehrfachabhängigkeit, insbesondere auch von Benzodiazepinen – im Rahmen einer Alkoholentzugsbehandlung empfohlen. Carbamazepin ist zugelassen, bei eingeschränkter Leber- oder Nierenfunktion ist Oxcarbamazepin oder Levetiracetam der Vorzug zu geben.

2. Fallbesprechung: Pregabalin/Diazepam und OAT

ICD-10

- F10.2, F10.3
- F13.2, F13.3
- F11.2, F11.3

2.1 Fallbeschreibung

Ein 26-jähriger, seit der Kindheit substanzkonsumierender Mann erscheint erneut leicht alkoholentzügig wirkend zur Aufnahme zur Totalentzugsbehandlung von Polamidon (tgl. Substitutionsdosis 4 ml), er nimmt täglich 40 bis 60 mg Diazepam und trinkt ca. 10 Flaschen Bier.

Im Aufnahme-Drogenschnelltest findet sich darüber hinaus Pregabalin. Darauf angesprochen betont der Patient, dass er es vom Hausarzt wegen seiner Depression verschrieben bekommt, und er besteht darauf, es weiter von uns verordnet zu bekommen. Die genaue Anamnese bezüglich Einnahmedauer und Dosis kann nicht erstellt werden.

Wir möchten Kontakt zum Hausarzt aufnehmen, um die Indikation bestätigt zu wissen. Der Patient verweigert uns eine Schweigepflichtentbindung. Die Diagnose der Generalisierten Angststörung, für die Pregabalin zugelassen ist, wurde unseres Wissens bislang nicht gestellt. Ein missbräuchlicher Konsum ist unter Drogenabhängigen bekannt, etwa um einen beginnenden Opiatentzug zu mildern in der Phase bis zur Neubeschaffung von z. B. Heroin.

2.2 Pharmakotherapie

Aufgrund der möglichen Atemdepression nach Pregabalin-Einnahme, insbesondere in Kombination mit anderen sedierenden Substanzen, ist eine Mischintoxikation gefährlich. Hierzu verweise ich auf den Artikel »Abhängigkeitspotential von Pregabalin« von Köberle et al. (2020) und auf die S3-Leitlinie »Medikamentenbezogene Störungen«, S. 137 ff.

> ***Ich entscheide mich, es nicht zu verordnen bei unklaren Angaben und einer im EKG vorliegenden QTc-Zeitverlängerung. Ein schweres Entzugssyndrom ist nicht zu erwarten, da zeitgleich eine Diazepam-gestützte Benzodiazepin-Entzugsbehandlung stattfindet.***

Alternativ kann gemäß der Fachinformation des Herstellers das Ausschleichen wochenweise in 50- bis 100-mg-Schritten erfolgen. Dieses gilt für den bestimmungsgemäßen Gebrauch und kann nicht für die Konsumenten in der Drogenszene, die zum Teil auch wesentlich höhere Dosen einnehmen, übertragen werden.

Es gibt keine konkreten Empfehlungen diesbezüglich. Der nachfolgende Vorschlag ist von einem klinisch sehr erfahrenen Suchtmediziner weitergegeben worden:

Bei einer ambulant eingenommenen Tagesdosis über 1000 mg Pregabalin kann im stationären Setting mit einer Tagesdosis von maximal 900 mg bzw. bei einer Tagesdosis unter 1000 mg mit einer Tagesdosis von 300 mg begonnen werden mit einer schrittweisen Reduktion z. B. in 50-mg-Schritten täglich.

Die S3-Leitlinie »Medikamentenbezogene Störungen« empfiehlt auf Seite 145: »Eine medikamentöse Behandlung des Entzugssyndroms, beispielweise mit trizyklischen Antidepressiva oder niederpotenten Antipsychotika ist patientenindividuell abzuwägen […].«

Nach Rücksprache mit dem Patienten beginnen wir zunächst mit der Reduktion von Polamidon ausgehend von 4 ml unter Beibehaltung einer Festverordnung von 4×10 mg Diazepam unter der Anfallsprophylaxe mit Levetiracetam, aus folgenden Gründen:

- Es fand kein Heroinkonsum zuvor statt, womit ma eine verzögerte Reduktion erklären könnte.

- Die Polamidon-Dosis wurde schon ambulant reduziert, eine Fortsetzung kann direkt erfolgen.
- Aufgrund eines zusätzlich bestehenden Alkoholentzugssyndroms kann man dieses unter der bestehenden Diazepam-Verordnung gut kupieren und dann im nächsten Schritt die Diazepam-Entzugsbehandlung beginnen.
- Der Patient ist motorisch sehr unruhig und reizbar; die am stärksten entspannende Substanz wird als letztes reduziert.

In den für die Suchtabteilung der LVR-Klinik verfassten internen Leitlinien haben wir folgende Reduktionsschritte von Methadon/Polamidon empfohlen:

- Von 10 ml bis 8 ml in 1-ml-Schritten
- Von 8 ml bis 4 ml in 0,5-ml-Schritten
- Von 4 ml bis ca. 2 ml in 0,4-ml-Schritten
- Darunter in 0,2- bis 0,3-ml-Schritten

Es zeigt sich jedoch im Verlauf, dass der körperlich athletisch wirkende junge Mann nur geringe Entzugssymptome aufweist, sodass wir die Diazepam-Entzugsbehandlung vorziehen und parallel die Polamidon-Reduktion durchführen.

Diazepam wird innerhalb von 5 Tagen auf 50 % der Ausgangsdosis reduziert. Ausgehend von der nun erzielten Dosis wird erneut innerhalb von 5 Tagen um 50 % reduziert. In diesem Turnus verordnet man weiter bis auf 0 mg, sodass die Reduktionsschritte immer kleiner werden. Somit werden die sonst zunehmend stärker werdende Entzugssymptomatik gemildert, wobei das Schema leicht variiert werden kann (siehe Tab. 2).

Nach meiner Erfahrung ist die Adhärenz der Patienten und Patientinnen mit diesem Modell hoch. Das Modell stammt von Rüdiger Holzbach (2006), das ich in diesem Fallbeispiel etwas abgeändert umsetze.

Leider kommt es zu einem Behandlungsabbruch bei einer Tagesdosis von 10 mg Diazepam und 2 Tage nach der letzten Polamidon-Gabe am 15. Tag. Der Grund liegt wahrscheinlich eher in der konfliktreichen Team-Patienten-Beziehung, am ehesten bedingt durch auffällige Persönlichkeitsmerkmale des Patienten.

Bei Behandlungsabbruch ist eine Aufklärung über Gefahren insbesondere eines möglichen epileptischen Krampfanfalls aufzuklären und es schriftlich zu hinterlegen, wobei natürlich darauf geachtet werden muss, dass Betroffene zuhören und die Erläuterung verstehen.

TABELLE 1 ***Reduktion von Polamidon von Tag 1 bis Tag 7 im vorliegenden Fall***

Tag	1	2	3	4	5	6	7
L-Polamidon	4 ml	3,6 ml	3,2 ml	2,8 ml	2,2 ml	1,9 ml	ff ml

TABELLE 2 ***Reduktion von Diazepam von Tag 1 bis Tag 20 im vorliegenden Fall (eigene Darstellung, nach Holzbach, 2006)***

Tag	1	2, 3	4, 5	6, 7	8, 9	10, 11	12, 13	14, 15	16, 17	17, 18	19, 20	Im weiteren Verlauf
Diazepam in mg 4 × tgl.	10 10 10 10	8 8 8 8	6 6 6 6	5 5 5 5	4 4 4 4	3 3 3 3	2 3 2 3	2 2 2 2	2 2 0 2	2 0 2 0	1 0 1 0	0 0 0 0

3. Fallbesprechung: Levetiracetam im Alkoholentzug, Anfallsanamnese

ICD-10

- F10.2, F10.3
- F11.2, F11.3
- F14.2, F14.3
- F12.2, F12.3
- F19.2, F19.3

3.1 Fallbeschreibung

Der 50-jährige polyvalent konsumierende Mann kommt zur Entzugsbehandlung von folgenden Mitteln, die er täglich konsumiert: 2 g Heroin intravenös in Kombination mit 2 g Kokain intravenös, ca. 200 ml Wodka, des Weiteren Cannabis und unregelmäßig Pregabalin. Sämtliche Substanzen werden im Drogentest nachgewiesen. Die Anamnese bestätigt die oben genannte Klassifizierung nach ICD-10.

Die Anfallsanamnese sollte sorgfältig erfolgen. Hier ist explizit zu fragen:

- Unter welchen Bedingungen hatten Sie schon einmal einen Krampfanfall?
- Erlebten Sie den Anfall nach Beendigung des Konsums oder unter Substanzeinfluss?
- Können Sie sich an den Beginn erinnern?
- Kam es zum Verlust der Kontrolle der Körperausscheidungen?
- Wie wurden Sie aufgefunden?
- Kamen Sie als Notfall in ein Krankenhaus?
- Sind Sie antikonvulsiv behandelt worden?
- Leidet jemand in der Familie unter einer Anfallserkrankung?

Manchmal kommt es zu Missverständnissen, weil Befragte unter einem Krampfanfall etwas anderes verstehen, z. B. Krämpfe in den Beinen. Deshalb muss genau nachgefragt werden.

3.2 Pharmakotherapie

Für die Anfallsprophylaxe im Alkoholentzug ist gemäß Fachinformation nur Carbamazepin zugelassen, bei Leberschäden darf auf Levetiracetam ausgewichen werden.

Die Entzugssymptome des Patienten sind vorwiegend Kälteschauer, Zittern, Gähnen und starkes Substanzverlangen. Sie zeichnen sich weniger durch tachykarde oder hypertensive Werte aus, sodass die opiatentzugsdämpfende Medikation im Vordergrund steht. Hier sind die Symptome unter dem Einsatz von 6 ml Polamidon gut kupierbar.

Eine gesonderte Alkoholentzugsbehandlung mit Benzodiazepinen oder Clomethiazol in den ersten Tagen ist nicht erforderlich.

Alternativ verordnen wir gemäß Versorgungsalgorithmus der S3-Leitlinie »Screening, Diagnostik und Behandlung alkoholbezogener Störungen« (DGPPN & DG-SUCHT, 2020b, S. 111) ein Antikonvulsivum, hier aufgrund von Leberschäden Levetiracetam, und zwar mit der Indikation bei leichten bis mittelschweren Alkoholentzugssymptomen. Diese sind hier durchaus vorhanden, könnten aber durch die Opiatentzugssymptome überdeckt sein.

In der Leitlinie heißt es weiter: »Auch leichte bis mittelgradige Entzugssyndrome können durch Antikonvulsiva reduziert werden. Allerdings ist die Evidenz relativ schwach und kleine heterogene Studien führten in den Metaanalysen zumeist zu keinen eindeutigen Aussagen« (S. 101).

Der Empfehlungsgrad ist gering, der Einsatz in Einzelfällen zu überlegen.

Nach 3 bis 7 Tagen kann Levetiracetam ausgeschlichen werden.

Die Polamidon-Reduktion erfolgt nach 3 Tagen schrittweise zunächst in 0,5-ml-Schritten täglich bis zur Tagesdosis von 4 ml, dann in 0,4-ml-Schritten und ab ca. 2 ml Tagesdosis in 0,3-ml-Schritten täglich (s. auch 2. Fallbesprechung).

TABELLE 3 ***Reduktion von L-Polamidon von Tag 1 bis Tag 17 im vorliegenden Fall (TD = Tagesdosis)***

Tage	1–4	5–9	10–16	17
L-Polamidon	6 ml TD minus 0,5 ml tgl.	4 ml TD minus 0,4 ml tgl.	2 ml TD minus 0,3 ml tgl.	0,2 ml

4. Fallbesprechung: Alkoholintoxikation bei Hochdosissubstitution, Reduktion der Dosis

ICD-10

- F11.2
- F10.2, F10.0, F10.3

4.1 Fallbeschreibung

Die 46-jährige Frau wird massiv alkoholintoxikiert aufgenommen. Aufgrund stabiler Kreislaufverhältnisse und ausreichender Ansprechbarkeit erfolgt keine Überweisung auf eine Intensivstation zur passageren Überwachung.

Ihr Substitut (16 ml L-Polamidon) hatte sie einige Tage nicht mehr erhalten aufgrund von wiederholten Alkoholintoxikationen während des Aufsuchens der Substitutionspraxis.

4.2 Pharmakotherapie

Unter engmaschiger Kontrolle der Kreislaufparameter und des Wachheitsgrades sowie Atemalkoholtests erhält sie nach Rückgang des Intoxikationsgrades zunächst ¼ der ambulanten Dosis von L-Polamidon.

Auf Nachfrage, mit welchem Medikament sie die besten Erfahrungen zur Dämpfung ihrer Alkoholentzugssymptome gemacht hat, entscheidet sie sich für Clomethiazol.

Nach Auftreten der Alkoholentzugssymptome wird mit ihr Folgendes vereinbart: Im Wechsel mit Clomethiazol, welches zunächst alle ca. 2 bis 4 Stunden abhängig von den Blutdruckwerten in Höhe von 1 bis 2 Kapseln gegeben wird, wird langsam L-Polamidon aufdosiert und am 3. Behandlungstag auf die gewohnte Dosis und Vergabezeit festgelegt.

»Im Vergleich zur Behandlung mit Benzodiazepinen unterscheidet sich Clomethiazol nicht bezüglich der Wirksamkeit auf Entzugssymptome, Mortalität, Nebenwirkungshäufigkeit und schweren Komplikationen sowie Abbrüchen aufgrund von Nebenwirkungen« (DGPPN & DG-SUCHT, 2020b, S. 100).

In diesem Fall wird Clomethiazol beginnend mit 12 Kapseln täglich über 6 Tage ausgeschlichen.

Da die Halbwertszeit von Clomethiazol recht kurz ist, soll zunächst eher die Dosishöhe verringert, aber noch nicht das Intervall verlängert werden.

Gemäß Fachinformation dürfen initial 2 bis 4 Kapseln gegeben werden, innerhalb von 1 Stunde bei Notwendigkeit erneut 2 Kapseln, was ungefähr einer Maximaldosis von 24 Kapseln am ersten Behandlungstag entspricht, was ich in den vielen Jahren meiner Tätigkeit auf Entzugsstationen nur selten einsetzen musste.

Dann bitten wir die Patientin um Schweigepflichtentbindung und halten Rücksprache mit dem Substitutionsarzt. Er teilt mit, dass er die Substitutionsbehandlung umgehend beenden werde, weil die Gefahr von nicht kontrollierbarer schwerer Mischintoxikationen besteht. Voraussetzungen dafür sind z. B. »fortgesetzter schwerwiegender Konsum psychotroper Substanzen«, wobei eine stationäre Entzugsbehandlung sichergestellt werden sollte, wenn kein Ausschleichen im ambulanten Setting möglich ist (siehe auch Bundesärztekammer, 2023, S. 16).

Da die weitere ambulante Nachbehandlung zunächst nicht gesichert ist, beginnen wir mit der Reduktion von L-Polamidon zunächst in ml-Schritten täglich.

Erfahrungsgemäß ist bis 8 bis 10 ml Tagesdosis L-Polamidon eine tägliche Reduktion von 1 ml vertretbar, es sei denn, es liegen komorbide somatische Erkrankungen vor.

Gemeinsam mit dem Sozialdienst bemüht sich die Patientin um einen anderen Substitutionsplatz, was ihr gelingt. In einem aufklärenden

Gespräch motivieren wir sie, die inzwischen erreichte Tagesdosis von 8 ml als Zieldosis zu erklären. Als Gründe nennen wir das günstigere Nebenwirkungsprofil (gerade im Hinblick auf die Langzeitsubstitution), ein geringeres Risiko einer Atemdepression im Falle eines Rückfalls mit Alkohol und damit eine Minderung des Risikos, dass eine lebensgefährliche Situation auftritt.

TABELLE 4 ***Reduktion von Clomethiazol von Tag 1 bis Tag 6 im vorliegenden Fall***

Tage		**1**	**2**	**3**	**4**	**5**	**6**
	Uhr						
Anzahl von Clomethiazol-Kapseln	6.00	2	2	1	1	1	1
	9.00	2	1	1	0	0	0
	12.00	2	2	1	1	1	0
	15.00	2	1	1	0	0	1
	18.00	2	2	1	1	0	0
	22.00	2	1	1	1	1	0
	nachts	2	1	1	0	0	0

TABELLE 5 ***Reduktion von L-Polamidon ab Tag 7 im vorliegenden Fall (TD = Tagesdosis)***

Tage	ab Tag 7
L-Polamidon	Startdosis 16 ml minus 1 ml täglich bis 8 ml TD

5. Fallbesprechung: Alkoholentzugsbehandlung

ICD-10

- F10.0, F10.2, F10.3
- F13.2, F13.3
- F11.2 mit OAT mit Methadon

5.1 Fallbeschreibung

Ein 47-jähriger, seit dem 14. Lebensjahr polyvalent konsumierender Mann erscheint mit 2,7 Promille zur Beigebrauch-Entzugsbehandlung. Er nimmt regelmäßig 60 mg Methadon ein und hat ein Beikonsum von ca. 1 g Heroin inhalativ, 2 bis 4 mg Clonazepam täglich und 2 Flaschen Wodka täglich.

Im DSCU sind die Substanzen bis auf Clonazepam nachweisbar, eine deutliche Erhöhung der Transaminasen weist auf eine äthyltoxische Hepatitis hin, eine Hepatitis C ist seit langem bekannt und als chronisch einzustufen; eine antivirale Therapie und weitere Grunderkrankungen sind nicht bekannt.

Bei Clonazepam kann es falsch-negative Ergebnisse im Drogentest geben oder es wurde unregelmäßig in kleinen Dosen eingenommen. Dann muss streng genommen keine eigene Benzodiazepin-Entzugsbehandlung durchgeführt werden. Auf Nachfrage bestätigt der Betroffene, keine somatischen Entzugserscheinungen zu kennen, wobei diese verdeckt gewesen sein könnten.

Im Vordergrund steht die Alkoholentzugsbehandlung.

5.2 Pharmakotherapie

Da der Patient das Clonazepam kennt, wird man hier vorzugsweise die Alkoholentzugsbehandlung damit durchführen.

Die Höhe der Dosis sollte innerhalb der ersten 24 Stunden und abhängig von den Vitalparametern und klassischen Alkoholentzugssymptomen gefunden werden. Es empfiehlt sich, eine Bedarfsmedikation anzusetzen, die aber, wenn sie erstmalig verabreicht wurde, auch entsprechend bis zum Folgetag in den verordneten Abständen verabreicht werden sollte, es sei denn, der Patient schläft.

Zum Beispiel verordnet man bei Auftreten des Alkoholentzugssyndroms und RR-Werten über 100/60 mm HG sowie Tachykardie über 80 b/m 1 mg Clonazepam alle 2 bis 4 Stunden. Die 24 Stunden später ermittelte Gesamtdosis wird dann als Ausgangsdosis für das Erstellen eines Schemas genutzt. Eine 4-malige Gabe über den Tag verteilt ist sinnvoll, auch wenn Rivotril eine lange Halbwertszeit hat: Drogenabhängige Menschen konsumieren häufig mehrfach am Tag oder auch durchgehend. Eine 4-malige Medikamentengabe gibt ihnen ein wenig das Gefühl von Sicherheit, da die Mehrzahl große Besorgnis hat, entzügig zu werden.

Wenn man das Gefühl hat, der Suchtdruck steht im Vordergrund, kann man dieses anhand der somatischen Entzugssymptome objektivieren, jedoch kann man nicht den seelischen Entzug bewerten, daher empfehle ich eine nachgiebige verantwortbare Vergabe.

Die Reduktion sollte über 7 Tage bis maximal 10 Tage erfolgen je nach Startdosis. Besteht mit an Sicherheit grenzender Wahrscheinlichkeit eine Benzodiazepin-Abhängigkeit, folgt ein angepasstes Reduktionsschema (s. auch 9. Fallbesprechung).

In unserem Fallbeispiel verordnen wir parallel eine Anfallsprophylaxe mit Levetiracetam trotz negativer Anfallsanamnese, in diesem Fall aufgrund des Konsums von hochprozentigem Alkohol und der begleitenden äthyltoxischen Hepatitis, die erst nach dem Ende des Clonazepam-Schemas über 5 Tage ausgeschlichen werden sollte.

Der Heroin-Beikonsum ist vernachlässigbar.

Bei 60 mg »Substitutionsdosis« und geringem inhalativen Heroinkonsum werden keine schweren Opioidentzugssymptome erwartet, es muss keine Dosiserhöhung erfolgen. Zudem können subjektiv empfundene Opioidentzugssymptome durch die bereits verordneten Medikamente kupiert werden.

TABELLE 6 ***Reduktion von Rivotril von Tag 2 bis Tag 7 im vorliegenden Fall***

Tag		**2**	**3**	**4**	**5**	**6**	**7**
	Tageszeit						
Rivotril in mg	**Morgens**	1	0,5	0,5	0,5	0,5	0,5
	Mittags	1	1	0,5	0,5	0	0
	Abends	1	0,5	0,5	0,5	0,5	0,5
	Nachts	1	1	1	0,5	0,5	0

6. Fallbesprechung: Alkoholentzugsbehandlung mit Clomethiazol

ICD-10

- F10.2, F10.3
- F11.2 mit OAT

6.1 Fallbeschreibung

Eine 59-jährige Frau kommt zur Alkoholentzugsbehandlung bei Konsum von ca. 2,5 l Wein im Rahmen der Substitution mit 9 ml Methadon in stark entzügig wirkendem Zustand bei 0,00 Promille im Atemalkoholtest (AAT).

6.2 Pharmakotherapie

Die Entzugsbehandlung erfolgt mit Clomethiazol, weil die Patientin bereits gute Erfahrungen mit diesem Medikament gemacht hat.

Die Anfangsdosis beträgt 11 Kapseln, sie wird über 6 Tage schrittweise und immer symptomadaptiert reduziert unter Berücksichtigung des Alters und der Vorerkrankungen der Patientin.

Aufgrund der kurzen Halbwertszeit sollte es mehrfach am Tag gegeben werden. Wenn die Abstände der Gaben größer werden, sollte ein Absetzen erwogen werden.

Wenn die Person schläft, muss sie nicht gesondert geweckt werden.

Clomethiazol hat ein hohes Abhängigkeitspotenzial und sollte so kurz wie möglich verordnet werden und dann auch nur im stationären Rahmen. Eine ambulante Entzugsbehandlung mit Clomethiazol ist nicht zu empfehlen. Die Atmung und die Kreislaufparameter sollten immer kontrolliert werden, was im ambulanten Rahmen kaum umsetzbar ist. Vor jeder Gabe kann individuell entschieden werden, ob 1 oder 2 Kapseln erforderlich sind, wegweisend ist der Blutdruck, da Clomethiazol stark blutdrucksenkend ist (s. auch die S3-Leitlinie »Screening, Diagnostik und Behandlung alkoholbezogener Störungen«; DGPPN & DG-SUCHT, 2020c, S. 21).

Wenn nach der ersten Gabe ein Nasenkribbeln berichtet wird (gezielt nachfragen!), sollte es unmittelbar abgesetzt und die Behandlung mit einem Benzodiazepin fortgesetzt werden.

Auszug aus einer Fachinformation: »Clomethiazol sollte bei Patienten mit eingeschränkter Atemfunktion (z. B. bei Asthma bronchiale), akuten Bronchial- oder Lungenerkrankungen oder chronischer respiratorischer Insuffizienz nur mit Vorsicht angewendet werden« (Rote Liste o.J.).

Sonst gilt: Wenn die Entzugsbehandlung mit einem Benzodiazepin begonnen wurde, sollte mit diesem auch fortgefahren werden. Wenn mit Clomethiazol begonnen wurde, sollte mit diesem fortgefahren werden, solange sich jeweils keine zu starken Nebenwirkungen zeigen.

TABELLE 7 ***Reduktion von Clomethiazol von Tag 1 bis Tag 6 im vorliegenden Fall***

Tage		**1**	**2**	**3**	**4**	**5**	**6**
	Uhr						
Clomethiazol-Kapseln	6.00	2	2	1	1	1	1
	9.00	1	1	1	0	0	0
	12.00	2	1	1	1	1	0
	15.00	2	1	1	0	0	1
	18.00	2	2	1	1	0	0
	22.00	2	1	1	1	1	0
	nachts	2	1	1	0	0	0

7. Fallbesprechung: Score-Entzugsschema und suizidale Krise mit Alkohol- und Heroinmischintoxikation mit OAT

ICD-10

- F10.0, F10.2, F10.3
- F11.0, F11.2 und OAT

7.1 Fallbeschreibung

Die Patientin wurde nach Konsum von zwei Flaschen Wein und intravenös injiziertem Heroin sowie Einnahme des Substituts in einem somnolenten Zustand in ein somatisches Krankenhaus eingeliefert. Aufgrund von suizidalen Äußerungen wurde ihre Unterbringung in unsere psychiatrische Klinik veranlasst. Die Wiederaufnahme der Frau erfolgt gemäß Psychisch-Kranken-Gesetz (PsychKG).

Die Betroffene hatte drei Jahre zuvor bereits einen Suizidversuch verübt. Als komorbide Störung besteht eine rezidivierende depressive Episode sowie eine Angst- und Panikstörung vor dem Hintergrund häufiger Beziehungsabbrüche und negativer Bindungserfahrungen mit den primären Bezugspersonen seit der Kindheit.

7.2 Pharmakotherapie

Die Betroffene fühlt sich durch die Aufnahme deutlich entlastet. Sie profitiert von Doneurin einer Tagesdosis von 75 mg verteilt auf 2 Einzelgaben mit abendlichem Schwerpunkt, da der entsprechende Symptomschwerpunkt mit innerlicher Unruhe am Abend liegt.

Die Substitution wird nach Aufklärung unverändert fortgeführt. Ein Splitten der Dosis bei zusätzlicher Verordnung von Clomethiazol muss nicht erfolgen, da die Patientin bei und nach jeder Medikamentenvergabe ausreichend wach und klar ist.

Es treten mittelschwere Entzugssymptome auf, die mit Clomethiazol kupiert werden können. Am ersten Tag erhält die Betroffene nach CIWA-Ar-Skala (leicht: ≤ acht Punkte, mittelschwer: 9–14 Punkte und schwer: ≥ 15 Punkte) alle 2 bis 4 Stunden 1 bis 2 Kapseln, am Folgetag kann auf eine Festmedikation umgestellt werden und Clomethiazol wird über 5 Tage ausgeschlichen (s. auch 6. Fallbesprechung).

Um das Risiko eines möglichen schweren Alkoholentzugs einzuschätzen, empfiehlt sich die Lübecker-Alkoholentzugs-Risiko-Skala (LARS) nach Wetterling und Veltrup (1997). Die Skala unterscheidet zwei Systeme, die bewertet werden:

- Das Vegetativum (V) mit maximal 18 erreichbaren Punkten
- Die Psyche (P) mit maximal 15 erreichbaren Punkten

Der Summenwert bestimmt die Maßnahmen, z. B. bei einem V-Wert von gleich und größer 6 und P kleiner 6 erhalten die Betroffenen 2 Kapseln Clomethiazol alle 2 Stunden, bis der Summenwert kleiner als 6 ist. Die Bewertung sollte zunächst 2-stündlich erfolgen

Alternativ stehen Benzodiazepine zur Wahl an. Da bei der Patientin jedoch früher ein massiver Benzodiazepin-Konsum bestand, fiel die Wahl auf die Alternative.

Eine leitliniengerechte Behandlung der Angst- und Panikstörung nach Abklingen der Entzugssymptomatik kann nicht eingeleitet werden, da die Patientin rasch auf Entlassung drängt.

8. Fallbesprechung: Delir bei schwerer Alkoholintoxikation

ICD-10

- F10.4, F10.2
- F11.2 mit Substitution

8.1 Fallbeschreibung

Der 54-jährige delirante Patient wird angekündigt als Verlegung aus einem somatischen Krankenhaus. Dort hatte er im Aufnahme-Atemalkoholtest 4,5 Promille. Er zeigte sich dann im Verlauf zunehmend angespannt bis aggressiv, paranoid und halluzinierend, sodass er als nicht mehr führbar gilt und per PsychKG verlegt wird.

Bei Aufnahme bei uns liegt das Ergebnis des Atemalkoholtests noch bei 2,7 Promille unter einem deliranten Bild mit Verfolgungswahn und optischen Halluzinationen.

Lehrbuchgemäß zeigt sich eine delirante Symptomatik 12 bis 48 nach Beendigung des Alkoholkonsums. Dass dieses auch unter dem noch stark alkoholisierten Zustand auftreten kann, kann ein Hinweis darauf sein, dass der Patient vor Aufnahme in einem somatischen Krankenhaus eine predelirante Symptomatik gespürt hat und versucht hat, diese durch Alkoholkonsum zu dämpfen. (Die predelirante Symptomatik kann mit aufkommenden Ängsten oder flüchtigen optischen Halluzinationen auftreten, die die Patienten gut bemerken können.)

Dann zeigt sich ein delirantes Bild trotz Intoxikation. Die Indikation für Neuroleptika ist gegeben, doch noch nicht bei einem Promillegehalt über 1 außerhalb einer Intensivstation. Diese hatte aber den Patienten verlegt, da er dort nicht mehr führbar war und in Angstzuständen drohte, aus dem Fenster zu springen.

8.2 Pharmakotherapie

Nun ist er bei uns. Der Vorteil liegt in der ihm bekannten, ruhigeren Atmosphäre mit ihm vertrauten Personen (er gilt als »Drehtürpatient«). Durch intensive Zuwendung und Beruhigung unter engmaschiger Kontrolle der Vitalparameter gelingt es, die erste Phase zu überwinden. Dann wird alle 2 bis 4 Stunden 2 Kapseln Clomethiazol eingesetzt, worunter die delirante Symptomatik innerhalb weniger Stunden sistiert. Die zusätzliche Gabe von Haloperidol wird nicht notwendig.

Die Entscheidung für Clomethiazol anstatt eines Benzodiazepins mit Haloperidol in Kombination wird aufgrund der Erfahrung aus den letzten Behandlungen des Betroffenen gefällt.

Gemäß S3-Leitlinie sind auch Benzodiazepine dann vorzugsweise in Kombination mit Haloperidol empfohlen (DGPPN & DG-SUCHT, 2020b, S. 92 ff.), aber nie in Kombination mit Clomethiazol.

Die Substitutionsdosis von 10 ml Polamidon wird nach Detoxifikation zunächst halbiert gegeben, nach Ausschluss einer Vigilanzveränderung kann dann innerhalb weniger Stunden die zweite Hälfte ausgegeben werden.

Clonidin steht als Alpha-2-Blocker bei schwerer Tachykardie als Begleitmedikation, und nur als solche, zur Verfügung.

Thiamin sollte zur Prophylaxe einer Wernicke-Encephalopathie grundsätzlich eingesetzt werden, bei Glucoseinfusionen als Adjuvans intravenös.

Nach überstandenem Delir kann Clomethiazol nach Schema langsam ausgeschlichen werden.

Ich empfehle zu diesem Fall den Artikel »Delir im Krankenhaus« von Zoremba und Coburn (2019).

TABELLE 8 ***Reduktion von Clomethiazol ausgehend von 16 Kapseln Startdosis im vorliegenden Fall***

Tage		**1**	**2**	**3**	**4**	**5**	**6**
	Uhr						
Clomethiazol-Kapseln	7.00	2	2	2	2	1	1
	10.00	2	1	1	0	0	0
	13.00	2	2	1	1	1	1
	16.00	2	1	0	0	0	0
	19.00	2	2	1	1	1	0
	21.00	2	1	1	0	0	0
	00.00	2	1	1	1	0	0
	4.00	2	1	0	0	0	0
Tagesdosis		16	11	7	5	3	2

9. Fallbesprechung: Benzodiazepin-Entzugsbehandlung

ICD-10

- F13.2, F13.3
- F10.2, F10.3
- F11.2 mit OAT

9.1 Fallbeschreibung

Ein 50-jähriger Mann kommt leicht intoxikiert wirkend zur Beikonsum-Entzugsbehandlung aufgrund von täglichem Konsum von ca. 30 bis 50 mg Diazepam (länger als 3 Monate), 1 Flasche Wodka plus Bier und 8 ml Polamidon (tägliche Substitutionsdosis).

Der Allgemeinzustand ist reduziert. Im DSCU finden sich entsprechende Befunde.

9.2 Pharmakotherapie

Die OAT-Behandlung mit L-Polamidon wird unverändert fortgesetzt. Die Alkoholentzugsbehandlung erfolgt mit Diazepam bei gleichzeitig bestehendem Diazepam-Konsum.

Unter 0,5 Promille Atemalkoholtest und objektivierbarem beginnendem Entzug wird für die ersten 24 Stunden 1 ml Diazepam alle 4 bis 6 Stunden (maximal) angeordnet, am Folgetag wird auf ein festes Schema umgestellt, hier auf 4 × 1 ml. Sind dennoch die Entzugssymptome stark ausgeprägt, kann die Dosis für 2 bis 3 Tage belassen werden.

Nach Abklingen der Alkoholentzugssymptomatik ca. am 4. Tag erfolgt eine Reduktion im Rahmen der jetzt im Vordergrund stehenden Benzodiazepin-Entzugsbehandlung, indem innerhalb von 5 Tagen auf 50 % der Ausgangsdosis reduziert wird. Die erreichte Dosis ist wiederum Ausgangsdosis für den nächsten Reduktionsschritt: innerhalb von 5 Tagen wird auf 50 %, in mehreren 5-Tagesschritten auf 0 mg reduziert (s. auch 2. Fallbesprechung).

Alternativ wird heute eher ein Benzodiazepin mit einer mittleren Halbwertszeit verwendet, z. B. Oxazepam. Das bietet den Vorteil, dass es weniger Kumulationseffekte aufweist, schneller verstoffwechselt wird und so auch rascher nicht mehr im Drogenscreening nachweisbar ist und sodass bei ambulanter Substitutionsbehandlung im Anschluss dort die Benzodiazepin-Werte im Urin eindeutiger beurteilt werden können. Manchmal ist ein Benzodiazepin-negativer Wert bei Entlassung eine Vorrausetzung.

Es existieren viele Benzodiazepinäquivalenz-Tabellen. Die nachfolgende ist auch in dem Artikel von Rüdiger Holzbach (2006) enthalten, auf den ich mich schon oben bezogen habe.

Diazepam bietet den Vorteil, dass es in Tropfenform vorliegt und sich somit die Reduktion besser steuern lässt.

Der Diazepam-Entzug ist langwierig, die Entzugssymptome können noch Wochen nach der letzten Gabe auftreten. Es ist wichtig, die Betroffenen darüber aufzuklären und bei Bedarf eine symptommildernde medikamentöse Verordnung einzuleiten, die nach dem stationären Aufenthalt fortgesetzt werden sollte.

> Aus der S3-Leitlinie »Medikamentenbezogene Störungen«:
> *Für keine der untersuchten Substanzen besteht diesbezüglich eine Zulassung, womit es sich grundsätzlich um ›off-label‹ Anwendungen handelt (siehe Kapitel Fragestellung und Ziele). Die aufgeführten Studien sind teilweise recht alt und wurden teilweise mit Substanzen durchgeführt, die in Europa nicht zugelassen sind. (DGPPN & DG-SUCHT, 2020a, S. 123)*

Ob ein Antikonvulsivum angesetzt wird, wird unterschiedlich bewertet.

Bei gleichzeitig bestehender Substitution ist der Einsatz von Carbamazepin zu vermeiden, es ist Enzyminduktor und erniedrigt z. B. den Methadonspiegel.

Zudem weisen fast alles polyvalent Konsumierenden eine Erhöhung der Transaminasenwerte auf, sei es bedingt durch eine begleitende äthyltoxische Hepatitis oder eine Hepatitis C.

Gegen Ende der Benzodiazepin-Reduktion kann z. B. Levetiracetam verordnet werden, das dann noch über die letzte Gabe weiter eingenommen werden, da es auch nach Reduktion von Benzodiazepinen zu einem Krampfanfall kommen kann. Bei langsamem Ausschleichen der Benzodiazepine über Wochen ist die Wahrscheinlichkeit eines epileptischen Krampfanfalls allerdings gering.

TABELLE 9 ***Äquivalenztabelle. Die angegebene Menge entspricht in ihrer Wirkung 10 mg Diazepam bzw. 30 mg Oxazepam. Diese ungefähre Einteilung und Zuordnung der HWZ (= Halbwertszeit) ist nur ein Hinweis (eigene Darstellung, nach Holzbach, 2006. S. 101)***

Wirkstoff	Handelsname (z. B.)	Äquivalenzdosis	HWZ in h
Alprazolam	Tafil®	1,5	10–50
Bromazepam	Lexotanil®	6	10–50
Brotizolam	Lendormin®	0,5	10–50
Chlordiazepoxid	Librium®	20	10–50
Clobazam	Frisium 20®	20	10–50
Clonazepam	Rivotril®	2	25
Diazepam	Valium®	10	50–100
Dikaliumclorazepat	Tranxilium®	20	>100
Flunitrazepam	Rohypnol®	0,75	10–50
Flurazepam	Dalmadorm®	30	100
Loprazolam	Sonin®	1,5	10–50
Lorazepam	Tavor®	2	10–50
Lormetazepam	Noctamid®	15	10–50
Medazepam	Rudotel®	20	>100
Midazolam	Dormicum®	7,5	1–10
Nitrazepam	Mogadan®	5	10–50
Oxazepam	Adumbran®	30	10–50
Prazepam	Demetrin®	20	>100
Temazepam	Planum®	20	10–50
Tetrazepam	Musaril®	50	10–50
Triazolam	Halcion®	0,5	1–10
(Zolpidem)	(Stilnox)®	20	10–50
(Zopiclon)	(Ximovan)®	15	10–50

10. Fallbesprechung: Benzodiazepin-Entzugsbehandlung mit Clonazepam

ICD-10

- F13.2, F13.3
- F11.2 mit Substitution

10.1 Fallbeschreibung

Ein 56-jähriger Mann kommt zur Aufnahme zur Beikonsum-Entzugsbehandlung von täglich konsumiertem Bromazepam (4 Tabl. à 6 mg) und Diazepam (3 Tabl. à 10 mg) im Rahmen der Substitution mit 120 mg Methadon. Daneben trinkt er 3 l Bier täglich.

Im Aufnahme-DSCU werden nachgewiesen: Heroin und EDDP (Stoffwechselprodukt von Methadon), Benzodiazepin und ETG (Ethylglucuronid, ein Stoffwechselprodukt von Ethanol, das im Körper nach Alkoholkonsum entsteht). Bei der Entzugsbehandlung konzentrieren wir uns auf die Benzodiazepin-Abhängigkeit, da der Heroinkonsum sporadisch ist und der Alkoholkonsum sich auf Bier beschränkt, diesbezüglich auch keine Entzugserscheinungen bekannt sind.

10.2 Pharmakotherapie

Die Äquivalenzdosis entspricht insgesamt 70 mg Diazepam (s. auch Äquivalenztabelle im vorigen Fall).

Welches Benzodiazepin zur Entzugsbehandlung eingesetzt wird, ist je nach Erfahrung oder Standard der jeweiligen Klinik unterschiedlich. Auszug aus der S3-Leitlinie »Medikamentenbezogene Störungen« (BZD = Benzodiazepine):

Therapeutisch sind die BZD bei äquipotenter Dosis austauschbar, wobei die wesentlichen Unterschiede in der Pharmakokinetik liegen. BZD haben eine hohe Bioverfügbarkeit bei oraler Verabreichung und werden schnell resorbiert. Sie weisen eine hohe Plasmaeiweißbindung auf und werden hauptsächlich über die Leber metabolisiert. Unterschiedliche Metabolisierung und Entstehung aktiver Metaboliten führen allerdings zu unterschiedlichen Halbwertszeiten und somit zu einer langen (z. B. Diazepam), mittleren sowie kurzen (z. B. Oxazepam oder Lorazepam) Wirkdauer der BZD.
Die meisten BZD und viele ihrer aktiven Metaboliten werden über sogenannte Phase-1- Stoffwechselwege (Hydroxylierung, Demethylierung, Dealkylierung, Reduktion) metabolisiert. Diese Stoffwechselprozesse sind störanfällig und im Alter und bei Lebererkrankungen bis auf das Fünffache verlängert, unter Umständen auf mehr als 200 Stunden [124]. Daraus folgt, dass bei gleicher Dosis die Wirkstoffmenge im Organismus kumuliert. Bei Substanzen mit ausschließlichem Phase-2-Metabolismus (Glucuronidierung; z. B. Lorazepam, Oxazepam, Temazepam) ist dieses Risiko sehr viel geringer […]. (DGPPN & DG-SUCHT, 2020a, S. 100 f.)

In unserem Fallbeispiel besteht keine Lebererkrankung und unsere Wahl fällt auf Clonazepam mit einer ähnlichen Halbwertszeit wie Diazepam: die Reduktion sollte erst nach einigen Tagen mit einem festgelegten Dosierungsschema erfolgen.

Wir verfahren in diesem Fall auch deshalb so, weil eine Alkoholentzugssymptomatik vorliegen könnte, die durch den Konsum der anderen Substanzen verdeckt ist. Ein Grund für diesen Umstand kann die fortgesetzte Benzodiazepin-Einnahme sein, die diese kupiert.

Die Startdosis kann variieren. In diesem Punkt stellen sich mehrere Fragen:

- Sind die Angaben glaubwürdig?

- Besteht bei den Betroffenen die Sorge, zu wenig verordnet zu bekommen?
- Wie sind die Erfahrungen der Betroffenen aus vorigen Behandlungen?
- Besteht eine Komorbidität, deren Symptomatik im Entzug in den Vordergrund treten könnte?
- Wie verhält es sich mit der Adhärenz, wenn der stationäre Aufenthalt zu langwierig wird?

In den meisten Fällen war die Initialdosis 50 % der angegebenen Dosis wie auch hier: Wir beginnen mit 7,0 mg Clonazepam, verteilt auf zwei Einzelgaben. Der Patient nimmt die Benzodiazepine jeweils nur einmal am Tag ein, so ähnelt die Verordnung seinem Konsummuster.

Andere Patienten nehmen es mehrfach am Tag ein. Ob man nun dieses Muster übernimmt, um die Adhärenz zu stärken, oder auch sich bewusst entscheidet, das Intervall größer zu gestalten, um nicht das Konsummuster zu kupieren, kann individuell entschieden werden.

Nach einigen Tagen reduzieren wir die Dosis innerhalb von 5 Tagen auf ca. die Hälfte, d. h. auf eine Tagesdosis von 3,5 mg, im Weiteren erneut über 5 Tage auf 50 %, d. h. auf die Tagesdosis von 2 mg, in den nächsten 5 Tagen auf die Tagesdosis von 1 mg und zum Schluss zweimal 0,5 mg. Der Entzug dauert 18 Tage und wird von dem Patienten gut vertragen.

Innerhalb der jeweiligen 5-Tages-Intervalle kann man auch wiederum schrittweise abdosieren, was für die Verordnung möglicherweise aufwendiger ist oder aber mit den heutigen Programmen leichter.

TABELLE 10 ***Reduktion von Clonazepam von Tag 1 bis Tag 18 im vorliegenden Fall***

Clonazepam	**Tag**	**1–3**	**4–8**	**9–13**	**14–18**
	morgens	3,5 mg	1,5 mg	1 mg	0,5 mg
	abends	3,5 mg	2 mg	1 mg	0,5 mg

11. Fallbesprechung: Benzodiazepin-Entzug und das Holzbach-Schema

ICD-10

- F13.2, F13.3
- F11.2, mit Substitution
- F15.1

11.1 Fallbeschreibung

Der 43-jährige Mann kommt zur Beikonsum-Entzugsbehandlung von Benzodiazepinen (10 Tabl. Flunitrazepam täglich), bei zusätzlichem Konsum von einer geringen Menge Heroin inhalativ (0,5 g täglich) und sporadisch Amphetaminen im Rahmen der Substitutionsbehandlung mit 12 ml Methadon.

Im Vordergrund steht die Benzodiazepin-Entzugsbehandlung. Die Heroinmenge hat keine Relevanz in der Entzugsbehandlung, da der Patient mit einer hohen Dosis Methadon substituiert ist und kein Entzugssyndrom zu erwarten ist.

Häufig möchten die Patienten eine passagere Dosierhöhung, weil sie Entzugssymptome fühlen würden. Das ist aus neurobiologischer Sicht unwahrscheinlich.

> ***Hier gilt es, den Patienten aufzuklären und in diesem Fall auf die dämpfenden Eigenschaften der Benzodiazepine zu verweisen und ihm zudem Alternativpräparate anzubieten. So kann die Adhärenz gesichert werden, um die erforderliche Entzugsbehandlung durchführen zu können.***

Der Amphetaminkonsum spielt hier ebenfalls keine Rolle, zumal er sporadisch ist und keine Entzugssymptome zu erwarten sind, auch zeigt der Patient keine intoxikationsbedingte Unruhe oder Erregung.

11.2 Pharmakotherapie

> ***0,5 mg bis 1 mg Flunitrazepam entsprechen ca. 10 mg Diazepam (0,75 mg Flunitrazepam entsprechen 10 mg Diazepam).***
>
> ***0,5 mg bis 1 mg Flunitrazepam entsprechen ca. 10 mg Oxazepam (0,75 mg Flunitrazepam entsprechen 10 mg Oxazepam).***

Ob man mit Oxazepam oder Diazepam die Behandlung durchführt, ist individuell zu entscheiden (s. Zitat aus der Leitlinie in Fallbesprechung 10).

Bei eingeschränkter Leberfunktion empfiehlt sich eine Entzugsbehandlung mit Oxazepam, da es durch die kürzere Halbwertszeit besser steuerbar ist, Kumulationseffekte gering sind und keine aktiven Metaboliten entstehen.

Diazepam gibt es in flüssiger Form und lässt sich am Ende der Behandlung gut austitrieren.

Wenn man von 50 % der angegebenen eingenommenen Dosis ausgeht (10 × 0,75 mg Flunitrazepam tgl. entsprechen ca. 100 mg Diazepam), wäre die Ausgangsdosis 50 mg Diazepam oder 150 mg Oxazepam.

Bei einer Dosierung von über 60 mg Diazepam oder 180 mg Oxazepam soll pharmakologisch kein weiterer Effekt zu erzielen sein, das sollte die höchste Ausgangsdosis sein.

Da zusätzlich eine Methadonmedikation mit 12 ml Methadon besteht, schlage ich eine Diazepam-Dosis von 4 × 1 ml (4 × 10 mg) Diazepam vor, wobei Methadon gesplittet auf 2 Gaben täglich aufgeteilt werden sollte.

Dann wird innerhalb von 5 Tagen auf 50 % der Ausgangsdosis reduziert, d. h. auf 4 × 0,5 ml. Von dieser Dosis ausgehend wird erneut innerhalb von 5 Tagen auf 50 % reduziert, d. h. auf z. B. 0,2 ml –0,3 ml – 0,2 ml – 0,3 ml usw. (Siehe hierzu auch die Tabelle 2 in der 2. Fallbesprechung.)

Eigentlich kann man die Gabe von Diazepam auf 2 Gaben täglich beschränken aufgrund der langen Halbwertzeit, jedoch sind die Patienten und Patientinnen daran gewöhnt, alle ein paar Stunden zu konsumieren.

Am Ende der Behandlung stellt man rechtzeitig wieder die Methadonmedikation auf die Einmalgabe um.

Alternative Behandlung mit Oxazepam

Ich verweise noch einmal auf Holzbach (2006, S. 104):

»Stationär wird in den ersten zwei Tagen der Eingewöhnung die ambulante BZD-Dosis mit Oxazepam fortgeführt.

Im stationären Rahmen wird bei einer Hochdosisabhängigkeit nach folgendem Muster reduziert:

- Bei Dosierung über 100 mg Oxazepam 50 mg Reduktionsschritte (täglich)
- Ab 100 mg Oxazepam in 25 mg Schritten (alle 2 Tage)
- Ab 50 mg Oxazepam Reduzierung in 10 mg Schritten (alle 2 Tage)
- Ab 20 mg Oxazepam Reduzierung in 5 mg Schritten (alle 2 Tage)«

TABELLE 11 ***Reduktion von Oxazepam von Tag 1 bis Tag 19. Bei der Erstellung der Tabelle wurde berücksichtigt, dass die mehrfache Gabe am Tag bevorzugt wird. Die Vorschläge von Holzbach (2006) (siehe Text) wurden leicht variiert. Hier wurden nur Tabletten mit 10 mg genutzt. Ähnlich kann mit Oxazepam 15-mg- oder 5-mg-Tabletten verfahren werden, die auch halbiert werden können.***

Oxazepam in mg	Tag	1, 2	3	4	5, 6	7, 8	9, 10	11, 12	13, 14	15, 16	17, 18	19	…
	Uhr												
	7.00	40	30	20	10	10	10	5	5	2,5	2,5	2,5	0
	12.00	40	30	20	20	10	10	5	5	2,5	0	0	0
	18.00	40	30	20	10	10	5	5	2,5	2,5	2,5	0	0
	22.00	40	30	20	20	10	10	5	5	2,5	0	0	0

12. Fallbesprechung: Dosisfindung von Methadon für den Heroinentzug und Reduktionsschema

ICD-10

- F11.2, F11.3

12.1 Fallbeschreibung

Eine 45-jährige Frau kommt zu einer Heroinentzugsbehandlung. Sie berichtet, täglich ca. 3 g Heroin inhalativ konsumiert zu haben. Bei der letzten Entzugsbehandlung habe sie eine sehr hohe Dosis L-Polamidon benötigt, eine genaue Mengenangabe kann sie nicht machen. Sie befürchtet, mit einer zu geringen Dosis behandelt zu werden, daher habe sie vorige Behandlungen auch immer abbrechen müssen.

12.2 Pharmakotherapie

Grundsätzlich muss zwischen inhalativem und intravenösem Heroinkonsum unterschieden werden. Darüber hinaus spielt die Reinheit von Heroin eine große Rolle, die wir aber nicht beurteilen können.

Es kann daher sein, dass die Betroffenen bei gleicher Konsummenge unterschiedlich ausgeprägte Entzugssymptome haben können. Darüber hinaus spielen die körperliche Verfassung und der individuelle Leidensdruck eine große Rolle.

Aus meiner Erfahrung kann folgendes Schema angewendet werden:

- 1 g Heroin intravenös konsumiert entspricht ca. 3 bis 3,5 ml Methadon/Polamidon.
- 1 g Heroin inhalativ konsumiert entspricht etwa 50 % davon, d. h. ca. 1,5 bis 1,8 ml Methadon/Polamidon.

Bei unklarem Konsummuster und zur Beschreibung der Neueinstellung verweise ich auf die 13. Fallbesprechung.

Es gibt Diskussionen mit Patienten und Patientinnen, die betonen, sie hätten »sehr reines Material« konsumiert und sie würden eine höhere Dosis brauchen. Das sind nicht immer angenehme Diskussionen. Ich berichte in diesen Diskussionen von unseren Erfahrungswerten, gebe den Patienten und Patientinnen aber auch die Möglichkeit, ihre Wunschdosis zu benennen. Im Weiteren frage ich nach ihren Erfahrungen mit den entzugsmildernden Begleitmedikamenten und alternativen Maßnahmen, um den Fokus ein wenig von der Diskussion um die Dosishöhe abzulenken. Abschließend mache ich einen Vorschlag, wie wir zunächst, orientiert an unseren Behandlungsleitlinien, vorgehen, räume aber die Möglichkeit ein, dass wir symptomorientiert und flexibel auf die Bedürfnisse eingehen werden.

Ich empfehle, als maximale Zieldosis die Höchstdosis von 8 ml Methadon/Polamidon zu wählen, unabhängig davon, wieviel konsumiert wurde, und genau die objektivierbaren körperlichen Symptome zu beobachten: Wird tatsächlich ein massives Erbrechen, extreme Gänsehaut oder Piloerektion beobachtet, kann individuell auftitriert werden. Die Symptome gehen dann meist rasch zurück.

Sollten die Symptome dennoch ausgeprägt sein, empfiehlt sich, die Dosis 2 bis 3 Tage zu belassen und dieses mit den Betroffenen zu besprechen. Das ist medizinisch sinnvoll und erhöht die Adhärenz.

Dann wird zunächst täglich reduziert um 0,5 ml. Sollte zunehmend mehr auf die Bedarfsmedikation zurückgegriffen werden, dann empfiehlt sich ein Reduktionsstopp über 2 Tage unter Einschränkung der Menge der Bedarfsmedikation.

TABELLE 12 ***Reduktion von L-Polamidon von Tag 1 bis Tag 17 im vorliegenden Fall. Ab 4 ml Tagesdosis (TD) kann tgl. 0,4 ml, ab 2 ml TD in 0,3- oder 0,2-ml-Schritten reduziert werden.***

Tag	**1–8**	**8–11**	**11–17**	**Letzter Tag**
L-Polamidon	8 ml TD minus 0,5 ml tgl.	4 ml TD minus 0,4 ml tgl.	2 ml TD minus 0,3 ml tgl.	0,2 ml

13. Fallbesprechung: Fraktioniertes Dosierungsschema und Reduktion von Methadon/Polamidon

13.1 Fallbeschreibung

Der Patient seiner 1.Opiatentzugsbehandlung. Er hat bisher keine Erfahrungen mit L-Polamidon oder Methadon. Ambulant hat er bisher »kalt« ohne medikamentöse Unterstützung entzogen, wurde laut seinen Angaben innerhalb weniger Tage wiederholt rückfällig. Daher habe er sich entschieden, professionelle Hilfe anzunehmen. Er gibt an, täglich 2- bis 3 g Heroin intravenös konsumiert zu haben. Die Einnahme anderer Substanzen verneint er. Im Alkoholatemtest messen wir 0,4 Promille. Er meint, er habe kein Problem mit Alkohol, er habe ausnahmsweise am Morgen 2 Flaschen Bier getrunken.

Seine körperliche Verfassung ist weitestgehend stabil, er hat keine schweren Begleiterkrankungen.

13.2 Pharmakotherapie

Die Dosierung mit Methadon/Polamidon während der Entzugsbehandlung richtet sich nach verschiedenen Gesichtspunkten.

So sind in erster Linie die angegebene konsumierte Heroinmenge und die Applikationsart entscheidend. Darüber hinaus sicher auch die »Qualität« der Substanz. Diese drei Faktoren sind Angaben der Patienten und Patientinnen, wir haben kaum objektivierbare Nachweise. Es ist sogar möglich, dass die Person die Substanz intravenös eingenommen hat, ohne dass wir Einstichstellen sehen. Auf der anderen Seite kann auch ein reiner inhalativer Konsum vorliegen, auch wenn wir noch Einstichstellen entdecken.

> ***So basiert die Einstellung mit Methadon/Polamidon zunächst auf den Angaben der Personen. Vertrauen Sie erst einmal auf diese; eine Anpassung der Dosierung kann im klinischen Verlauf noch erfolgen.***
>
> ***Das Wichtigste, was es zunächst zu beachten gilt, ist:***
>
> ***Methadon 1 ml (10 mg) entspricht Polamidon 1 ml (5 mg). Vorsicht: Es gibt auch andere Konzentrationen!***

Warten Sie immer das Ergebnis des DSCU ab zum Nachweis des Opiatkonsums. Alternativ kann man einen Opiatschnelltest durchführen, wenngleich er nicht so sicher ist.

Die erste Dosis sollte bitte nicht zu hoch gewählt und lieber fraktioniert dosiert werden mit dem Hinweis »erneute Gabe von … ml bei ausreichender Wachheit nach … Stunden bis zur Höchstdosis von 8 ml«.

Die Startdosis sollte 1 ml, maximal 2 ml betragen und die nächste Dosis sollte frühestens nach 2 Stunden verabreicht werden.

Für opiatnaive Personen beginnt die potenziell bedrohliche Dosis bei 3 ml Methadon (Zoremba & Coburn, 2019).

Erst bei Auftreten von Entzugssymptomen sollte die erste Dosis gegeben werden. Die Ausnahme hiervon ist die dauerhafte nachgewiesene Substitution mit bekannter Dosis des Präparates und keine Intoxikation durch andere Substanzen.

Am Folgetag kann auf eine 1- bis 2-malige tägliche Gabe umgestellt werden in Höhe der in den ersten 16 bis 24 Stunden benötigten Gesamtdosis. Auch diesbezüglich würde ich die Betroffenen fragen, wie sie es erhalten möchten.

Weiterhin sind beeinflussende Faktoren zu berücksichtigen: allgemeine körperliche Verfassung, Begleiterkrankungen, insbesondere der Lungen (Atemdepression), Befund im EKG (QTc-Zeit), Lebererkrankungen und weitere.

Die im folgenden angegebenen Tagesdosen sind Anhaltswerte (s. auch 12. Fallbesprechung):

Bitte Aufzählungszeichen

- 3,0 bis 3,5 ml Methadon oder Polamidon pro g Heroin intravenös konsumiert
- 1,5 bis 1,8 ml Methadon oder Polamidon pro g Heroin inhalativ/nasal konsumiert

Man kann noch ¼ der errechneten Dosis für die ersten 16 bis 24 Stunden im Bedarf anordnen, sollten sich die Entzugssymptome objektivierbar schwerer darstellen.

Wenn nicht zunächst eine Alkohol- oder Benzodiazepin-Entzugsbehandlung erfolgen soll, kann dann am Folgetag je nach Befund mit der Reduktion begonnen werden. In diesem Fall kann man die errechnete Dosis verteilt auf 2 Gaben über den Zeitraum der Entzugsbehandlung der anderen Substanzen geben und die Opiatentzugsbehandlung erst nach deren Ende beginnen.

Kommen wir zu unserem vorliegenden Fallbeispiel. Der Patient gibt wie eingangs beschrieben an, täglich 2 bis 3 g Heroin intravenös konsumiert zu haben. Die Einnahme anderer Substanzen verneint er, aber der Alkoholtest ergibt 0,4 Promille. Er begründet das damit, dass er kein Alkoholproblem habe und ausnahmsweise am Morgen 2 Flaschen Bier getrunken habe. Seine körperliche Verfassung ist weitestgehend stabil, schwere Begleiterkrankungen gibt es nicht.

Umgerechnet ergibt es ca. 6, maximal 10,5 ml Methadon; das ist eine große Spannweite.

Ich schlage vor, nicht zu hoch einzusteigen, das heißt: 6,0 bis 7,0 ml Methadon maximal in den nächsten 16 bis 24 Stunden wie folgt:

1,0 bis 2,0 ml Einstiegsdosis und im Weiteren alle 2 bis 6 Stunden erneut 2 ml bis zur Gesamtdosis von 6 ml; 1 ml einmalig sollte in Reserve belassen werden.

Am Folgetag wird die tatsächlich benötigte Menge zusammengezählt und auf die 1-malige oder 2-malige Gabe täglich festgelegt. In unserem Fallbeispiel geben wir 7 ml.

Einer fraktionierten Gabe ist der Vorzug zu geben aufgrund der opioidbedingten Atemdepression. Da die Atmung in der nächtlichen Phase herabgesetzt ist, bietet sich auch eine Fraktionierung von morgens 2/3 und abends 1/3 an.

Am 3. Tag beginnen wir dann mit der Reduktion, dabei orientieren wir uns an folgendem Reduktionsschema.

Das Reduktionsschema in Tabelle 13 dient nur eine Orientierung. Je nach klinischem Verlauf kann pausiert oder beschleunigt werden.

> ***Eine S3-Leitlinie für Opioid Bezogene Störungen ist angemeldet und wird voraussichtlich Ende März 2025 fertiggestellt.***

Auch hier gilt: Wenig erfahrene ärztliche Kolleginnen und Kollegen sollten sich immer Rat und Unterstützung bei den Erfahrenen holen.

TABELLE 13 ***Reduktion von L-Polamidon von Tag 2 bis zu letztem Tag (TD = Tagesdosis)***

Tag	**2–7**	**8-11**	**11–17**	**Letzter Tag**
L-Polamidon	7 ml TD minus 0,5 ml tgl.	4 ml TD minus 0,4 ml tgl.	2 ml TD minus 0,3 ml tgl.	0,2 ml

14. Fallbesprechung: Entzugsbehandlung bei Wunsch der Beendigung der OAT, Sättigung Opioidrezeptoren und Reduktionsstopp

ICD-10

- F11.2 F11.3

14.1 Fallbeschreibung

Ein 38-jähriger Mann ist seit dem 13. Lebensjahr opioidabhängig und konsumierte früher passager weitere Substanzen. Er ist seit vielen Jahren im ambulanten Substitutionsprogramm mit Beikonsumfreiheit seit 5 Jahren. Aktuell erhält er eine Tagesdosis von 8 ml Polamidon.

Das DSCU zeigt einen passenden Befund. Sein Wunsch ist eine komplette Reduktion.

Über die Opioidrezeptorsättigung Fachinformationen zu finden, hat sich als mühsam erwiesen. Denn es ist interessant, wie hoch bzw. niedrig jeweils die Substitutionsdosis sein sollte, um einen ausreichenden Schutz zu gewährleisten. Mögliche Nebenwirkungen, gerade bei der Langzeiteinnahme, ist zu berücksichtigen, um das Risiko von kumulierenden Wirkungen mit möglichen beikonsumierten Substanzen zu reduzieren. Auch die zwar häufig erwünschten dämpfenden Eigenschaften, insbesondere von Methadon und Polamidon, sollten so gering wie möglich gehalten werden, damit die Betroffenen noch ausreichend in der Lage sind, den meist schon anstrengenden Alltag zu bewältigen.

In den letzten Jahren habe ich eine Zunahme der ambulanten Substitutionsdosen beobachtet, zum Teil liegen sie bei 20 ml Methadon täglich. Ich wünsche mir eine Diskussion zu diesem Thema auf Suchtkongressen.

14.2 Pharmakotherapie

Zurück zu unserem Patienten: Nach Rücksprache mit der Substitutionsärztin beginnen wir mit der Reduktion von Polamidon täglich um 0,5 ml, worunter es zu keinen schweren Entzugssymptomen kommt, bis zur Höhe von 4 ml.

Unvermittelt bittet der Patient darum, entlassen zu werden und eine Empfehlung der Fortsetzung der ambulanten Substitution zu erhalten. Die Substitutionsärztin ist bereit, ihn wieder in das Programm aufzunehmen.

Der Patient wünscht zwar die Entlassung, zugleich befürchtet er aber, im häuslichen Umfeld einen Rückfall zu erleiden und damit seine stabile soziale Situation zu gefährden. Deshalb bieten wir ihm an, vor dem Entlassungstag schrittweise wieder auf 8 ml aufzudosieren.

> ***Bei Entlassung mit der erzielten Dosis von 4 ml Polamidon wäre das Risiko eines Rückfalls hoch gewesen und hätte seinen bisherigen Erfolg gefährdet.***

Dieses kann gegenüber dem Kostenträger gut vermittelt werden. Die Indikation für den stationären Entzug war gegeben. Dass die Ängstlichkeit des Patienten bezüglich eines kompletten Verzichts eines Substituts plötzlich handlungsführend wurde, war vorher nicht absehbar, und die Gabe der höheren Dosis am Entlassungstag ist mit der rückfallpräventiven Wirkung gut zu begründen.

TABELLE 14 ***Reduktion von L-Polamidon von Tag 1 bis Tag 12 im vorliegen Fall***

Tag	1–8	9–12
L-Polamidon	8 ml TD minus 0,5 ml tgl.	4 ml TD plus 1 ml tgl.

15. Fallbesprechung: Umstellung eines mit einer Diamorphininjektionslösung behandelten Patienten

15.1 Fallbeschreibung

Der 53-jährige Mann ist seit ca. 35 Jahren schwer polyvalent substanzabhängig. Er wurde mit verschiedenen Opioid-Agonisten im Rahmen eines Substitutionsprogramm behandelt und ist seit zwei Jahren an eine Diamorphinambulanz angebunden.

15.2 Pharmakotherapie

Nun steht Diamorphin nur Spezialambulatorien zu Verfügung und bei einer klinischen Aufnahme müssen die Betroffenen umgestellt werden. Es sollte also umgehend mit der Spezialambulanz Kontakt aufgenommen werden und die Tagesdosis, die letzte Vergabe und das empfohlene Ersatzpräparat mit Äquivalenzdosis erfragt werden.

Diese gezielten Informationen sind nicht immer abrufbar; vielleicht ist die Ambulanz nicht erreichbar oder die Betroffenen führen keinen entsprechend schriftlichen Hinweis der Spezialambulanz mit sich. In dem Fall kann folgende Umstellungshilfe genutzt werden:

10 mg Methadon entsprechen einer 30 mg spritzfertiger Diamorphin-Lösung und 90 mg eines retardierten Morphins (oder auch Diacetylmorphins) (s. Tab. 15). Das bedeutet:

- Bei einer Umstellung von Diamorphin-Lösung auf Methadon wird durch 3 geteilt.

- Bei einer Umstellung von Diamorphin-Lösung auf ein retardiertes Morphin (äquivalent auch Diacetylmorphin-Tabletten) wird mit 3 multipliziert.

Da die meisten Drogenentzugsstationen mit Methadon viel Erfahrung haben, empfiehlt sich eine Umstellung auf Methadon.

Ist die tägliche Dosis Diamorphin z. B. morgens und abends je 170 mg Lösung, d. h., liegt eine Tagesdosis von 340 mg vor, entspricht diese ca. 110 mg Methadon.

Bei Beigebrauch anderer Substanzen mit notwendiger Verordnung von ebenfalls dämpfend wirksamen Medikamenten empfiehlt sich ein Splitten auf 2 Einzelgaben morgens und abends.

Bei einer Beigebrauch-Entzugsbehandlung wird die Methadondosis beibehalten und die letzte Vergabe vor der Entlassung rechtzeitig der Spezialambulanz mitgeteilt.

Bei einer Entzugsbehandlung von Diamorphin mithilfe von Methadon kann wie in Tabelle 16 gezeigt vorgegangen werden.

TABELLE 15 ***Mengenentsprechungen der Substanzen***

10 mg **Methadon**	30 mg **Diaphin-Lösung i. v.**	80–90 mg **Morphinsulfat/ Diacetylmorphin**

TABELLE 16 ***Reduktion von Methadon von Tag 3 bis Tag 24 (TD = Tagesdosis)***

Tag	**3–5**	**6–12**	**13–17**	**18–23**	**24**
Methadon	10 ml TD minus 1,0 ml tgl.	7,5 ml TD minus 0,5 ml tgl.	4 ml TD minus 0,4 ml tgl.	2,0 ml minus 0,3 ml tgl.	0,2 ml

16. Fallbesprechung: Gravidität und Entzugsbehandlung

Hierzu möchte ich auf das informative Papier »Behandlung substituierter Frauen während Schwangerschaft und Geburt« von Erbas et al. (2014) verweisen. Die Autorengruppe geht darin auf die Begleitmedikation ein, die erforderlich sein kann.

16.1 Fallbeschreibung

Eine 28-jährige Frau kommt zur Entzugsbehandlung von Heroin. Sie konsumiert ca. 1 bis 2 g täglich intravenös, dazu einige Flaschen Bier. Im DSCU bestätigt sich der Konsum.

Sie berichtet bei Aufnahme, dass sie das Gefühl habe, schwanger zu sein. Wir bestätigen ihr Gefühl durch einen HCG-Test, der bei jeder Frau bei Aufnahme standardmäßig durchgeführt wird.

Sie berichtet weiter, dass sie bereits zwei Kinder im Alter von 3 und 5 Jahren habe, die jedoch fremduntergebracht seien, sie habe kaum Kontakt, worunter sie sehr leide. Sie wolle diese Schwangerschaft austragen, zumal sie seit 1 Jahr in einer stabileren Beziehung lebe. Der Partner sei ebenfalls drogenabhängig, in beigebrauchsfreier Opioid-Agonisten-Therapie und berufstätig.

16.2 Pharmakotherapie

In Phase 1 stellen n wir sie auf ihren Wunsch hin auf Methadon ein, noch bevor die Entzugssymptome eintreten, schrittweise bis zu einer Dosis, mit der sie sich gut fühlt (40 mg). In Phase 2 wird die Dosis umverteilt mit variablen Intervallen (12-stdl., 24-stdl.) Da sie früh morgens leichte Entzugssymptome verspürt, wird ein zwölfstündliches Intervall bevorzugt (s. Tab. 17).

Im nächsten Schritt motivieren wir die Patientin, einen Termin in einer gynäkologischen Praxis so rasch wie möglich zu vereinbaren, und unterstützen sie dabei durch die Bereitstellung einer Begleitung. Beim Gynäkologen wird die bestehende 24. Schwangerschaftswoche festgestellt. Wir bieten zudem eine Beratung beim Sozialdienst an, um alle Fragen rund um die Perspektive beantworten zu können (OAT, Rehamaßnahme, Kontakt zum Jugendamt, andere ambulante Hilfen).

Die Patientin entscheidet sich zunächst für eine Entzugsbehandlung. Wir beginnen in der Phase 3 mit der schrittweisen Reduktion in täglichen 1-mg-Schritten und betonen, dass sie sich bitte umgehend meldet, wenn sie subjektiv Entzugssymptome fühlt, um dann eine Pausierung einzulegen. Das Ziel ist, Entzugssymptome unbedingt zu vermeiden.

Im Verlauf hat die Patientin zunehmend Sorge, dass sie im Anschluss rückfällig werden könnte, und wir unterstützen sie bei der Suche nach einem ambulanten OAT-Platz und beginnen parallel mit Phase 4. Die Entlassung erfolgt mit einer etwas höheren Dosierung von 60 mg Methadon und dem Angebot, dass wir sie bei Bedarf jederzeit wieder aufnehmen würden.

TABELLE 17 ***Vorgehensweise bei Opiatentzugbehandlung / Vorbereitung OAT bei graviden Patientinnen***

Phase	**Phase 1: Dosisfindung**	**Phase 2: Umverteilung**	**Phase 3: Reduktion**	**Phase 4: Aufdosierung**
Methadon	stündlich plus 0,5 bis 1 ml, max. 6 ml	Zieldosis 4 ml bis 0 bis 0 ml 3 ml bis 0 bis 1 ml 2 ml bis 0 bis 2 ml	minus 0,1 ml tgl. im Wechsel morgens/abends	tgl. 1 ml

17. Fallbesprechung: Hochdosissubstitution mit zusätzlicher medikamentöser Schmerzbehandlung

ICD

- F11.2

17.1 Fallbeschreibung

Eine 55-jährige Frau kommt aufgrund einer schweren depressiven Symptomatik zur Notaufnahme mit einem multimorbiden Zustandsbild, einer umfangreichen internistischen Medikation und einer sehr hohen Polamidon-Dosis im Rahmen der seit vielen Jahren bestehenden Substitution sowie einer Tramadol- und Novaminsulfon-gestützten Schmerztherapie nach Operationen. Es konsumiert unregelmäßig Heroin und Kokain inhalativ zur Selbstregulierung der depressiven Symptomatik. Es besteht keine Vormedikation mit einem Antidepressivum.

Die Aufnahme auf einer allgemeinpsychiatrischen Station erfolgt nicht aufgrund der im Vordergrund stehenden depressiven Symptomatik, da ein zwar unregelmäßiger, aber doch bestehender Konsum illegaler Substanzen vorliegt. Wie im Verlauf zu sehen sein wird, ist diese Entscheidung auch in anderer Hinsicht passend.

Neben der depressiven Symptomatik zeigt sich eine allgemeine körperliche Schwäche und eine durchgehende Müdigkeit mit geringer Belastbarkeit.

17.2 Pharmakotherapie

Wir leiten eine antidepressive Medikation mit Amitriptylin ein, auch um die begleitende Schmerzsymptomatik nach vielen Operationen zu mildern. Novaminsulfon können wir im Verlauf absetzen.

Da die Patientin weiterhin verhangen wirkt, bieten wir ihr eine langsame Reduktion von Polamidon an, nicht nur aufgrund von möglichen Langzeitnebenwirkungen, sondern auch, um die Mobilität und Motilität zu steigern. Begleitend erhält sie Physiotherapie mit Übungen zur Kräftigung der Muskulatur und Verbesserung des Gleichgewichts.

> ***Um die Adhärenz zu halten, wird ihr angeboten, die Zieldosis selbst zu wählen.***

Eine komplette Reduktion ist nicht angedacht aufgrund des Alters, der Langzeitsubstitution und der begleitenden chronischen Schmerzsymptomatik.

Wir reduzieren alle 2 Tage um 1 ml bis zur Tagesdosis von 14 ml, dann alle 2 Tage um 0,5 ml unter Berücksichtigung der reduzierten seelischen und körperlichen Belastbarkeit und der Langzeitsubstitution.

Unter 8 ml Polamidon nehmen die Schmerzen aus subjektiver Sicht deutlich zu, sodass wir auf 10 ml aufdosieren und diese Dosis belassen können. Die Patientin ist insgesamt mobiler, die Stimmung hellt sich auf, sie wirkt ausgeglichen und zuversichtlicher und ist in sämtlichen Alltagsverrichtungen weniger auf Hilfe angewiesen, was sich zusätzlich auf ihre Stimmung auswirkt.

Die Tramadol-Medikation des ambulanten Schmerztherapeuten verändern wir nicht. Es hat nur eine geringe Affinität zu Opiatrezeptoren, wirkt nicht teilantagonistisch an diesen und soll in geringem Maße zudem antidepressiv und anxiolytisch sein.

Der Verlauf bei dieser Patientin ist sehr erfreulich. Sie profitiert deutlich von den begleitendenden therapeutischen Maßnahmen, von der veränderten Medikation und dem damit notwendigen längeren Aufenthalt.

TABELLE 18 ***Reduktion von L-Polamidon von Tag 1 bis Tag 28 im vorliegenden Fall (TD = Tagesdosis)***

Tag	**1–10**	**11–25**	**26**	**27**	**28**
L-Polamidon	18 ml TD minus 1,0 ml alle 2 Tage	14 ml TD minus 0,5 ml alle 2 Tage	8 ml TD Stopp	9,0 ml TD	10,0 ml

18. Fallbesprechung: Intensivüberwachung, Bedarfsmedikation

ICD

- F10.0, F10.2
- F11.2 mit Substitution
- plus COPD

18.1 Fallbeschreibung

Eine 32-jährige Frau kommt in einem schwer intoxikiert wirkenden Zustand nach Konsum von ca. 3 Flaschen Wein täglich als Beikonsum im Rahmen der Substitution mit 7 ml Polamidon. Es besteht zudem eine chronische Pankreatitis und eine COPD. Delirien und epileptische Krampfanfälle im Entzug sind bekannt. Die ambulant verordnete Begleitmedikation mit einem Betablocker, einem Diuretikum, einem Antiepileptikum sowie einem corticosteroidhaltigen Inhalationspräparat weisen auf somatische komorbide Störungen hin.

Die Anamneseerhebung ist erschwert durch die massive Intoxikation. Die Patientin kann kaum Angaben machen. Erfreulicherweise ist die Vormedikation auf dem Einweisungsschein vermerkt.

Hier gilt zu entscheiden, ob sie zur Überwachung auf eine intensivmedizinische Station verlegt werden sollte. Dieses Vorgehen gestaltet sich dann gut, wenn ein regelmäßiger Kontakt zu einer entsprechenden Klinik besteht, persönliche Ansprechpersonen bekannt sind und die Möglichkeit der Rückverlegung gesichert werden kann.

In diesem Fall entschließen wir uns, zunächst den Verlauf abzuwarten. Die körperliche Aufnahmeuntersuchung führen wir nur grob orientierend durch, weil die Patientin intoxikationsbedingt nur eingeschränkt mitarbeiten kann. Es besteht eine Dyspnoe. Der Auskultationsbefund ist eingeschränkt verwertbar, da die Patientin im Liegen untersucht wird. Der Venenstatus ist schlecht.

18.2 Pharmakotherapie

Eine Bedarfsmedikation kann angeordnet werden mit folgenden Einschränkungen:

- Wenn deutliche Entzugssymptome vorliegen
- Wenn der gemessene Alkoholtest-Wert unter 1,0 Promille liegt
- Wenn die Betroffenen ausreichend wach sind
- Wenn es zu einem Erregungszustand mit Irritiertheit kommt
- Wenn regelmäßig (halbstündig) RR-Werte gemessen werden

Die maximal zu erreichende Diazepam-Dosis von 6 ml entspricht der Tageshöchstdosis der Fachinformation der Hersteller.

In den nächsten Stunden verschlechtert sich ihr Zustand. Sie wird auf eine intensivmedizinische Abteilung verlegt, wo eine beidseitige Pneumonie festgestellt wird. Der reduzierte Allgemeinzustand, die Vorerkrankungen, der Konsum von atemdepressiv wirksamen Substanzen gravieren die Symptomatik.

Wie in diesem Fall zu sehen, ist eine zügige Verlegung vorzuziehen, wenn so viele Faktoren zusammenkommen und der Untersuchungsbefund Fragen offenlässt.

> ***Vor der Verlegung sollte der Person in jedem Fall, auch wenn sie hochgradig intoxikiert ist, mitgeteilt werden, warum sie verlegt wird und dass sie, sobald es ihr besser geht, jederzeit zu uns zurückverlegt werden kann.***

Dieses sollte auf dem Verlegungsbericht vermerkt werden mit Hinterlegung der Kontaktdaten.

Eine Empfehlung, die Polamidon-Dosis zu splitten, ist hilfreich. Auf die bekannten Delirien und Krampfanfälle ist gesondert hinzuweisen.

TABELLE 19 ***Bedarfsmedikation im vorliegenden Fallbeispiel***

L-Polamidon Lösung	2 ml alle 6 h
Diazepam Lösung	1 ml alle 4–6 h

19. Fallbesprechung: Notaufnahme mit Heroin-Entzugssyndrom

ICD-10

- F11.2, F11.3 ohne Substitution

19.1 Fallbeschreibung

Ein 40-jähriger Mann wird notfallmäßig aufgenommen aufgrund eines Entzugssyndroms bei inhalativem Heroinkonsum von 3 bis 5 g täglich unter Umgehung der Warteliste.

Es kommt immer wieder vor, dass Betroffene unter subjektivem Empfinden einer schweren Entzugssymptomatik und suizidalen Gedanken eine Notaufnahme wünschen, häufig an Wochenenden oder abends. Die Aufnahme stößt manchmal auf Unverständnis der Mitpatienten und Mitpatientinnen, die regulär über die Warteliste kommen. Wir sollten Verständnis dafür zeigen (»Ich kann Ihren Ärger gut verstehen«), ohne unter Erklärungsdruck zu geraten oder gar Erklärungen zu geben.

Umstände, die eine Rolle bei der nicht elektiven Aufnahme spielen, sind folgende:

- Insbesondere ab Mitte des Monats können viele Konsumenten ihren Konsum nicht mehr finanzieren.
- Der diensthabende Arzt oder die Ärztin kennt die Betroffenen nicht und hat viele andere Aufgaben, sodass eine Aufnahme eher beschleunigt erfolgt, ohne kritische Indikationsstellung. Sicher ist eine Entzugsbehandlung indiziert, aber nicht unbedingt als Notaufnahme.
- Die Suizidalität kann nie sicher ausgeschlossen werden, insofern wird sich der oder die meist noch nicht so erfahrene Ärztin eher

für eine Aufnahme entscheiden. Und das ist auch richtig. Das erfahrene gesamte Behandlungsteam kann dann am folgenden Wochentag weitere Entscheidungen treffen.

Es ist in jedem Fall wünschenswert, die Entzugssymptome und auch weitere somatische Auffälligkeiten genau beschreiben zu lassen und zu dokumentieren.

Entzugsdämpfende Medikamente sollten angesetzt werden, die nach positivem Schnelltest und Überprüfung der Vitalparameter ausgegeben werden dürfen.

Vorsicht sollte geboten sein vor zu hohen Dosen, da manche suchtkranke Menschen direkt vor Aufnahme noch die restlichen Substanzen welcher Art auch immer einnehmen, bevor sie nach der Aufnahme eingezogen werden. Ein Kumulationseffekt ist möglich, eine starke Sedierung mit möglicher Atemdepression nicht auszuschließen.

> ***Viele Betroffene konsumieren direkt vor Aufnahme, um das folgende Prozedere zu »überstehen«, auch in der Sorge, die erste Verordnung oder Gabe eines Medikaments zögere sich vielleicht hinaus.***

19.2 Pharmakotherapie

Wir können davon ausgehen, mit ca. 3 bis 3,5 ml Methadon die Entzugssymptome bei ca. 1 g intravenös oder 2 g inhalativ konsumierten Heroins gut mildern zu können. Hier ist aus objektiver Sicht die Verordnung fraktionierter Abgabe von insgesamt 6 ml Methadon ausreichend.

Der Betroffene aus unserem Fallbeispiel erhält eine Gesamtdosis von 8 ml, was seinem subjektiven Bedürfnis entspricht, aber auch innerhalb der Verordnungsspanne liegt.

In wirtschaftlicher Hinsicht ist der Konsum von 4 oder 5 g Heroin täglich wenig glaubhaft, häufig eher ein Ausdruck von Sorge, dass die medikamentöse Verordnung nicht ausreichend ist. Jeder Arzt sollte nach dem Symptombild entscheiden und die Verordnung verantworten.

> ***Berücksichtigen sollten wir auch die Angst und Sorge der Betroffenen, auf Behandelnde zu stoßen, die ihre Symptome anders einordnen.***

Hilfreich ist eine vom gesamten Behandlungsteam eingehaltener Standard, in dem genau die Voraussetzungen dargelegt werden, wann z. B. ein Bedarf gegeben wird. Leicht zu objektivierende Symptome sollten nicht nur abgefragt, sondern auch beobachtet und festgestellt werden.

TABELLE 20 ***Fraktionierte Abgabe von insgesamt 6 ml Methadon***

Stunden	alle 4–6 h
Methadon	1–1,5 ml

20. Fallbesprechung: Abbruch der Entzugsbehandlung

ICD-10

- F11.2; 11.3, mit Substitution
- F10.2, F10.3

20.1 Fallbeschreibung

Ein 50-jähriger Mann kommt zur Aufnahme zur Komplettentzugsbehandlung von Polamidon (tgl. Dosis 40 mg/8 ml), wenig inhalativ konsumiertem Heroin und Alkohol (8 Flaschen Bier und ½ Flasche Wodka). Weitere Substanzen konsumiert er unregelmäßig, die Anfallsanamnese ist leer, insgesamt befindet er sich in einem ausreichend guten Allgemeinzustand.

Nach 4,5 Wochen Aufenthalt ist eine Rehamaßnahme geplant gemäß gerichtlicher Auflage.

Der Patient konsumiert seit dem 15. Lebensjahr, es gibt kaum Abstinenzphasen, nur während Haftzeiten. Es erfolgten jahrelange Substitutionsbehandlungen mit Beikonsum, wenige Entzugsbehandlungen und zwei Therapieversuche.

Bei Langzeitsubstituierten ist erfahrungsgemäß eine langsamere Reduktion notwendig. In diesem Fall kommt der doch beträchtliche Alkoholkonsum mit Vorliegen eines Abhängigkeitssyndroms hinzu.

Die Prognose für die Behandlung ist ungünstig zu bewerten, zum einen, da eine gerichtliche Auflage vorliegt und somit von einer Fremdmotivation ausgegangen werden muss, zum anderen, da es sich bei dem Mann um einen Konsumenten handelt, der über 30 Jahre nahezu durchgehend konsumiert hat, d. h. die meiste Zeit seines Lebens unter Substanzwirkung stand und steht.

20.2 Pharmakotherapie

Es entwickelt sich nur eine mäßige Alkoholentzugssymptomatik, die mit Oxazepam (Startdosis 4×15 mg) ausschleichend über 4 Tage kupiert werden kann, sodass wir mit der Reduktion mit Polamidon am 4. Behandlungstag beginnen.

Die ersten Schritte werden von den Betroffenen meist gut vertragen. Nachdem die Hälfte der ursprünglichen Dosis erreicht ist, werden viele zunehmend unruhig und fühlen sich subjektiv stark entzügig. Es kann hier entschieden werden, die Reduktion zu verlangsamen oder symptommildernde Alternativen anzubieten: schlafanstoßende Antidepressiva, milde entspannungsfördernde Neuroleptika, Schlaftees, Salbeiextrakte und Magnesiumpräparate.

In diesem Fall bricht der Mann die Behandlung unvermittelt, aber erwartungsgemäß am 12. Behandlungstag ab, zum Zeitpunkt der inzwischen halbierten Substitutionsdosis.

> ***Es ist aus meiner Sicht bei vorzeitigem Behandlungsende formell folgendes zu beachten:***
>
> ***Steht das Substitut noch in der Medikamentenanordnung, wird es automatisch in den vorläufigen Brief übernommen, und Betroffene haben eine Grundlage, dem nachfolgend behandelnden Arzt oder Ärztin aufzuzeigen, dass die Fortsetzung der Verordnung (Substitution) notwendig ist.***
>
> ***In diesem Fall ist eine Fortsetzung der ambulanten Substitution sinnvoll, bevor weitere Entscheidungen gefällt werden. Insbesondere bei Inhaftnahme sollte die OAT-Behandlung fortgesetzt werden. Zum Glück hat sich die Haltung und Versorgung in den JVAs im Laufe der Jahre gewandelt und eine OAT kann in den meisten Fällen sichergestellt werden.***

Steht das Opioid bei einem Abbruch einer Entzugsbehandlung noch in der Anordnung ohne vorherige oder indizierte nachstationäre ambulante Substitutionsbehandlung, vermitteln wir den Eindruck, der nachfolgende Arzt oder die Ärztin sollte es verordnen, wobei wir das Ersatzpräparat nur mit der Indikation des Symptommilderns im Entzug verordnet haben. In diesem Fall empfiehlt es sich, die Verordnung anzupassen, das Präparat abzusetzen und anzumerken: »Die letzte Gabe von … in Höhe von … erfolgte am …« Nach dem Ausdrucken des Briefs sollte die Änderung kontrolliert werden, bevor er ausgehändigt wird; hier können sich leicht Fehler einschleichen.

TABELLE 21 ***Reduktion von Oxazepam von Tag 1 bis Tag 4, von L-Polamidon von Tag 5 bis Tag 28 im vorliegenden Fall (TD = Tagesdosis)***

Tag	**1–4**	**5–13**	**14–21**	**22–28**
Oxazepam	60 mg TD minus 15 mg tgl.			
L-Polamidon	8 ml	minus 0,5 ml tgl.	minus 0,3 ml tgl.	minus 0,2 ml tgl.

21. Fallbesprechung: Umgang mit »Drehtürpatient«

ICD10

- F14.2, F14.3, F11.2
- mit Substitution

21.1 Fallbeschreibung

Ein 45-jähriger Mann kommt zum ca. zwanzigsten Mal zur Kokainentzugsbehandlung bei täglichem intravenösem Konsum von Kokain im Rahmen der ambulanten Substitutionsbehandlung mit 12 ml Methadon.

Er kommt mehrfach im Jahr. Ich bemerke eine gewisse Frustration innerhalb des Teams. Wir haben uns schon für eine Aufnahmepause innerhalb der ersten 4 Wochen nach der letzten stationären Behandlung ausgesprochen und ihn gebeten, vor einer erneuten Aufnahme ambulant Kontakt aufzunehmen und den Behandlungsplan vorher zu besprechen, um sich an eine gewisse Verbindlichkeit heranzutasten.

Im weiteren Verlauf haben wir uns zudem für eine Kurzzeitbehandlung entschieden, um zumindest den Beikonsum zu stoppen und eine Crash-Phase auszuschließen, die in den ersten 4 Tagen nach Konsumstopp eintreten kann.

Weder haben wir schwere Crash-Phasen noch weitere Phasen des klassischen Kokainentzuges bei ihm beobachtet. (Die üblichen Symptome der Phasen des Kokainentzugs sind in Tab. 22 aufgeführt.)

Einige Symptome könnten sicher durch die hohe Substitutionsdosis Methadon gemildert werden.

Dieser Patient schläft meist einige Tage über viele Stunden. Eine Befreiung vom Therapieprogramm ist sinnvoll.

Die primäre Motivation des Betroffenen, sich häufig in stationäre Behandlung zu begeben, liegt möglicherweise darin, dass er der Familie ein Signal geben möchte, dass er sich erneut um Entzug bemüht.

Im Einzelgespräch thematisiert er den Wunsch nach einem befriedigenden Sexualleben, das durch die libidodämpfende Eigenschaften von Opioiden nicht mehr erlebt wird. Kokain kann zu einer Erregungssteigerung führen, führt aber in hohen Dosen eher zu dem gegenteiligen Effekt. Es ist hilfreich, dieses Thema in einem Vier-Augen-Gespräch anzusprechen.

> ***Wir versuchen immer wieder, uns zugewandt und unterstützend zu verhalten. Manchmal fällt es schwer, und das ist dann ein Signal dafür, dass es in der Supervision besprochen werden sollte!***

TABELLE 22 ***Kokainentzug in 3 Phasen nach Gawin und Kleber (1986)***

Phasen	**Phase 1:** **Stunden bis Tage nach Konsum** ***Crash***	**Phase 2:** **1–10 Wochen** ***Withdrawal***	**Phase 2:** **10 Wochen** ***Extinction***
Symptome	• Niedergeschlagenheit • Müdigkeit • Schlafstörungen, lebhafte Alpträume • Oft ausgeprägte Dysphorie • Appetitsteigerung • Psychomotorische Hemmung oder Erregung • Suizidalität	• Meist sehr ausgeprägtes Carving • Mattigkeit • Depressivität, Antriebslosigkeit • Schlafstörungen • Reizbarkeit • Selbstzweifel • Suizidalität	• Wiederkehrendes, durch zu intensive äußere Reize ausgelöstes Craving • Schlafstörungen mit Alpträumen oder Träumen mit Rauscherlebnissen • Anhaltende Depressivität • Suizidalität

22. Fallbesprechung Subutex® und Berufstätigkeit, Rezeptorsubtypen

ICD-10

- F11.2 mit Substitution

22.1 Fallbeschreibung

Ein 38-jähriger berufstätiger Mann kommt zur Aufnahme, um von Suboxone® zu entgiften. Heroin konsumiere er nur, wenn er auf dem Schwarzmarkt kein Suboxone® erhalte, dann auch nur in geringer Menge inhalativ. Suboxone® nimmt er täglich zwischen 2 und 4 mg ein, andere Substanzen unregelmäßig in kleinen Mengen. Er war über viele Jahre im »Subutex®programm«, hatte zuvor selbständig mithilfe von Subutex® den täglich hochdosierten inhalativen Heroinkonsum nahezu eingestellt.

Sein Ziel ist eine anschließende Rehamaßnahme, um den Arbeitsplatz, den er aufgrund des Konsums verloren hatte, wiederzubekommen. In den vielen Jahren zuvor hatte er Arbeitsverhältnisse trotz mehrerer Entzugsbehandlungen halten können. In diesem Fall war er aufgrund von Heroinkonsum aufgefallen, nachdem es ihm nicht gelungen war, Suboxone® auf dem Schwarzmarkt zu kaufen.

Mehrheitlich berichten uns Betroffene, dass sie sich unter Subutex® arbeitsfähiger fühlen würden als bei anderen zur Verfügung stehenden OAT-Präparaten. Das mag an der teils antagonistischen Wirkung an den Opioidrezeptoren liegen, die eine Sedierung vermitteln würden. Einschränkende Bedingungen liegen in einem doch fortgesetzten Beikonsum sedierender Substanzen bzw. an der Organisation der ambulanten Substitution. Die Arbeitszeiten liegen häufig innerhalb der Vergabezeiten in den Praxen, sodass es den Betroffenen manchmal nicht möglich ist, beides zu bedienen. Besonders für Arbeitende auf Montage ist es schwierig. Sie können Bedingungen der ambulanten Substitutionsbehandlung nicht erfüllen und wechseln dann auf den Schwarzmarkt.

Alternativ besteht die Möglichkeit, auf eine subkutane Verabreichungsform des inzwischen verfügbaren Depotbuprenorphins auszuweichen, die wöchentlich oder monatlich verabreicht wird und dadurch den Betroffenen eine größere Flexibilität möglich wird. Der Nebeneffekt, dass bei der oralen Verabreichungsform Betroffene die Substanz nicht an andere weitergeben können, spielt im stationären Drogenentzug eine vernachlässigbare Rolle, mag aber anderenorts, wie z. B. in der JVA, einen positiven Effekt darstellen.

> ***Ich verweise auf Seite 61 der S3-Leitlinie »Medikamentenbezogene Störungen«, wo die einzelnen Rezeptorsubtypen und ihre pharmakologischen Effekte mit Beispielen klinischer Bedeutung beschrieben werden (s. auch Tab. 24).***

22.2 Pharmakotherapie

Wir starten die Subutex®-Entzugsbehandlung mit 3,6 mg und reduzieren alle 2 Tage um 0,4 mg (s. auch Tab. 23). Eine schnellere Reduktion ist möglich je nach auftretender Symptomatik. Der Verlauf ist komplikationsarm.

TABELLE 23 ***Pharmakologische Effekte der Opioidrezeptoren und Beispiele für Effekte (in Anlehnung an DGPPN & DG-SUCHT, 2020, S. 61)***

Opioidrezeptoren und ihre Lokalisierung	**μ-Rezeptor (Subtypen μ1 und μ2)**	**κ-Rezeptor**	**δ-Rezeptor**
	Thalamus, Hirnstamm Grundlage der physischen Abhängigkeit	Hypothalamus, Hinterhorn des Rückenmarks, Hirnstamm (form. ret.)	limbisches System, Cortex, Hypothalamus, Rückenmark
Effekte	Analgesie (μ1)	Analgesie	Vermutlich analgetischer Effekt
	Atemdepression (μ2)	Weniger ausgeprägte Atemdepression	
	Obstipation		
	Euphorie (μ1) Sedierung, Anxiolyse	Dysphorie Sedierung	
	Kardiovaskuläre Depression	psychotomimetische Wirkung (Halluzinationen)	
	Miosis	Miosis	
	Bindungsstelle für ß-Endorphin	Bindungsstelle für Dynorphine	Bindungsstelle für Enkephalin, ß-Endorphin

TABELLE 24 ***Reduktion von Subutex® von Tag 1 bis Tag 18 im vorliegenden Fall***

Tag	1–18
Subutex®	3,6 mg alle 2 Tage minus 0,4 mg

23. Fallbesprechung: Verlegung aus der Somatik, Multiprofessionalität

ICD-10

- F10.2, F10.3, F 13.1
- F11.2, mit Substitution

23.1 Fallbeschreibung

Eine 50-jährige Frau kommt als Verlegung aus der somatischen Klinik, wo sie zwei Tage aufgrund einer Gastritis und Ösophagitis stationär behandelt worden war. Sie war weiterhin mit ihrer Substitutionsdosis 8 ml Methadon versorgt worden, die Klinik hatte zudem täglich 4 ml verordnet bei zuvor stattgehabten Beikonsum von 4 g Heroin täglich inhalativ (laut den Angaben der Patientin). Aufgrund des Entzugssyndroms bei Konsum von 1 bis 2 Flaschen Wodka täglich wurde sie mit 4×1 mg Clonazepam behandelt. Nach zwei Tagen wurden wir um Übernahme der Patientin gebeten. Eine Kooperation mit somatischen Krankenhäusern ist notwendig und hilfreich für beide Seiten.

> ***Aus Erfahrung wissen wir, dass drogenabhängige Menschen sich in der Zusammenarbeit von somatischen und suchtmedizinischen Kliniken schwankend verhalten. Vielleicht befürchten sie, dass das Personal, das in der Suchtarbeit nicht erfahren ist, sie in ihrer Bedürfnislage nicht verstehen wird. Und die somatischen Häuser befürchten, dass der Substanzkonsum durch Hereinbringen fortgesetzt wird. Das heißt, dass wir gerne bereit sein sollten, die Patienten und Patientinnen zu übernehmen.***

Sollte die Übernahme aus Belegungsgründen nicht möglich sein, bieten wir unseren Kollegen und Kolleginnen an, uns telefonisch auszutauschen, damit sie mehr Sicherheit haben.

23.2 Pharmakotherapie

Die Patientin aus unserem Fallbeispiel wird verlegt, die Medikation wird nach internen Richtlinien angepasst: Methadon wird innerhalb von wenigen Tagen wieder auf die Höhe der ambulanten Substitutionsdosis reduziert. Eine Dosiserhöhung über zwei Tage bedingt kein gesondertes Reduktionsschema über einen längeren Zeitraum.

Clonazepam wird zunächst belassen und die Alkoholentzugsbehandlung mit der Reduktion etwas verzögert gestartet, und zwar aus folgenden Gründen:

- Die Patientin hat zuvor sehr viel Alkohol getrunken.
- Es sind uns schwere Entzugsverläufe bekannt mit Krampfanfällen.
- Sie weist ein umfangreiches somatisches Krankheitsbild auf mit Leberzirrhose, chronischer Pankreasinsuffizienz, COPD und Untergewicht neben den Erkrankungen, die zwei Tage zuvor zur Notaufnahme in einem somatischen Krankenhaus geführt hatten.

Nach zwei weiteren Tagen bittet die Betroffene leider um Entlassung. Ein motivierendes Gespräch führt bei ihr nicht zu einer Änderung ihres Vorhabens. Der Behandlungsplan war wie in Tabelle 25 gezeigt vorbereitet.

TABELLE 25 ***Reduktion von Methadon, Clonazepam und Levetirazetam von Tag 1 bis Tag 15 im vorliegenden Fall (TD = Tagesdosis)***

Tage	**1–3**	**4–6**	**7–9**	**10–12**	**13–15**
Methadon ml TD	10 ml	8 ml	8 ml	8 ml	8 ml
Clonazepam mg TD	4 mg	3 mg	2 mg	1 mg	0 mg
Levetirazetam mg TD	1000 mg	1000 mg	1000 mg	1000 mg	500 mg

24. Fallbesprechung (Fortsetzung von 23): Entscheidung über die Unterbringung gemäß PsychKG aufgrund eines Entzugssyndroms

24.1 Fallbeschreibung und Vorgehen

Nun stehen wir bei einem Entlassungswunsch so kurzzeitig nach Aufnahme vor der Frage, ob eine Fortsetzung der Behandlung auch gegen den Willen der Betroffenen aufgrund der Multimorbidität und dem bestehenden Entzugssyndrom von Alkohol bei bekanntem Anfallsgeschehen im Entzug gerechtfertigt und notwendig ist.

Eine latente Eigengefahr besteht, aber auch eine akute?

Es ist davon auszugehen, dass die Betroffene sich umgehend wieder Substanzen verschafft und so einen bevorstehenden oder eingetretenen Entzug verhindert oder mildert. In diesem Fall sollte die Person gründlich aufklärt werden über ein zu erwartendes schweres Entzugssyndrom mit einem möglichen Krampfanfall und dann eintretender Notfallsituation mit Lebensgefahr, dies sollte auch schriftlich niedergelegt werden und von der Betroffenen unterschrieben werden.

Auch wenn der Entschluss des Abbruchs bei vielen schon feststeht, also keine Ambivalenz bei ihr spürbar ist, könnte man sie durch Fragen noch einmal zum Nachdenken anregen:

> ***»Wollen Sie es sich nicht noch einmal überlegen?«***
>
> ***»Was halten Sie davon, zunächst eine Nacht darüber zu schlafen?«***

Anders verhielte es sich bei Hinweisen auf eine predelirante Symptomatik! Eine predelirante Symptomatik zeigt sich in Unruhe, Ängsten und flüchtigen, meist optischen Halluzinationen, z. B. erkennbar am Umherblicken oder Blicken auf scheinbar uninteressante Details im Raum. Diese Ängstlichkeit kann handlungsführend sein, sodass die Betroffenen aus dieser Situation entfliehen möchten, d. h. auch aus der Umgebung, hier das schützende Umfeld.

Unbehandelt besteht die Gefahr, dass sich das Vollbild eines Delirs entwickelt und die Betroffenen sich aufgrund der auftretenden Desorientiertheit im öffentlichen Raum nicht mehr sicher bewegen können. Deshalb ist hier von einer nicht auszuschließenden unmittelbar bevorstehenden Gefährdung auszugehen und die Unterbringung per PsychKG einzuleiten. Es besteht eine besondere Form einer Psychose mit eingeschränkter Kritik- und Urteilsfähigkeit.

Nach erfolgreicher Behandlung des Delirs kann die Behandlung auf freiwilliger Basis weitergeführt werden, eine Grundlage für ein PsychKG besteht nicht mehr, daher ist es auch aufzuheben.

Beispiel Nordrhein-Westfalen: Gesetz über Hilfen und Schutzmaßnahmen bei psychischen Krankheiten (PsychKG)

»§ 11 – Voraussetzungen der Unterbringung

(1) Die Unterbringung Betroffener ist nur zulässig, wenn und solange durch deren krankheitsbedingtes Verhalten gegenwärtig eine erhebliche Selbstgefährdung oder eine erhebliche Gefährdung bedeutender Rechtsgüter anderer besteht, die nicht anders abgewendet werden kann. Die fehlende Bereitschaft, sich behandeln zu lassen, rechtfertigt allein keine Unterbringung.

(2) Von einer gegenwärtigen Gefahr im Sinne von Absatz 1 ist dann auszugehen, wenn ein schadenstiftendes Ereignis unmittelbar bevorsteht oder sein Eintritt zwar unvorhersehbar, wegen besonderer Umstände jedoch jederzeit zu erwarten ist.«

(Ministerium des Innern des Landes Nordrhein-Westfalen, 2025, o. S.)

25. Fallbesprechung: Ende der OAT wegen wiederholter und massiver Gewaltandrohung

ICD-10

- F11.2, mit Substitution
- F11.3

Hier zunächst ein Auszug aus der Richtlinie der Bundesärztekammer (2023) zur Durchführung der substitutionsgestützten Behandlung Opioidabhängiger:

> *»Eine vorzeitige Beendigung der Behandlung durch den Arzt kann dann begründet sein, wenn der Patient sich wiederholt und anhaltend nicht an getroffene Vereinbarungen hält.« (S. 16)*
>
> *»Ein Therapieabbruch sollte nicht allein aus einer akuten Situation heraus erfolgen, sondern in einem wiederholten Verstoß gegen getroffene Vereinbarungen begründet sein.« (S. 17)*
>
> *»Kommt es zu einem Abbruch der Behandlung, muss der Patient über die körperlichen, psychischen und sozialen Folgewirkungen aufgeklärt und ihm die Möglichkeit zu einem geordneten Entzug vom Substitutionsmittel gegeben werden. Dazu gehört, dass das Absetzen des Substitutionsmittels ausschleichend in vereinbarten Schritten erfolgt. Möglichst sollte die Überweisung an einen weiterbehandelnden Arzt oder in eine stationäre Entzugsbehandlung erfolgen.« (S. 17)*

25.1 Fallbeschreibung und Vorgehen

Der Betroffene ist Bewohner einer soziotherapeutischen Einrichtung und ist dort nach mehreren Verwarnungen auch seitens der substituierenden Ambulanz wegen wiederholter Gewaltdelikte disziplinarisch entlassen worden. Durch die nun bedingte Obdachlosigkeit und die weiterhin bestehende Bedrohlichkeit endet nicht nur die kontrollierte Abgabe des Substituts durch die Einrichtung, sondern auch die OAT-Behandlung.

Der Betroffene wird uns umgehend zugeführt, was für das Behandlungsteam eine große Belastung ist. Wir sind an die Richtlinien der Bundesärztekammer gebunden als ein am nächsten gelegenes Krankenhaus des Kooperationspartners, der soziotherapeutischen Einrichtung.

Er lehnt eine Reduktion des Opioidagonisten ab. Er droht auch Personen auf der Station massiv Gewalt an. Es erfolgt eine disziplinarische Entlassung zur Gefahrenabwendung auf Station.

Sollten wir eine Unterbringung beantragen und ihn auf eine geschützte Station verlegen? Erinnern wir uns an das PsychKG:

§ 10 (Fn 15) Unterbringung

(1) Ziel der Unterbringung ist es, die in § 11 Abs. 1 und 2 genannten Gefahren abzuwenden und die Betroffenen nach Maßgabe dieses Gesetzes zu behandeln.

§ 11 Voraussetzungen der Unterbringung

(1) Die UnterbringungBetroffener ist nur zulässig, wenn und solange durch deren krankheitsbedingtes Verhalten gegenwärtig eine erhebliche Selbstgefährdung oder eine erhebliche Gefährdung bedeutender Rechtsgüter anderer besteht, die nicht anders abgewendet werden kann.

(2) Von einer gegenwärtigen Gefahr im Sinne von Absatz 1 ist dann auszugehen, wenn ein schadenstiftendes Ereignis unmittelbar bevorsteht oder sein Eintritt zwar unvorhersehbar, wegen besonderer Umstände jedoch jederzeit zu erwarten ist.

(Bundesministerium des Innern des Landes Nordrhein-Westfalen, 1999)

Nun besteht die Gefahr aber auf der Station.

Die Ursache des Verhaltens liegt in der Persönlichkeitsstörung, die mit an Sicherheit grenzender Wahrscheinlichkeit zum jetzigen Zeitpunkt unter den aktuellen Umständen nicht behandelbar ist, zudem lehnt er auch eine Entzugsbehandlung ab.

Wir entlassen den Patienten und können nur so die Gefahr abwenden.

26. Fallbesprechung: Unerlaubter Substanzbesitz auf Station, Kontrolluntersuchung

26.1 Fallbeschreibung

Ein 34-jähriger Mann kommt zur Notfallaufnahme und gibt im Aufnahmegespräch an, gerade erst aus Haft entlassen worden zu sein. Er sei im Gefängnis täglich mit Pregabalin 600 mg, Ritalin bei bekanntem ADHS, Buprenorphin 12 mg, Diazepam 30 mg und Tavor® 2,5 mg behandelt worden. Kein Arzt verschreibe ihm seit der Entlassung die Medikamente, er habe sich selbständig vom Buprenorphin ausdosiert.

Im Aufnahme-DSCU werden Buprenorphin, Benzodiazepine, Amphetamine und Cannabis nachgewiesen. Zu einer Entzugsbehandlung, deren Behandlungsplan noch nicht erstellt worden war, kommt es nicht.

Bei der Durchsuchung der Kleidung, deren Erlaubnis im Behandlungsvertrag festgelegt ist, wird Cannabisharz gefunden, zudem besteht der Verdacht auf Weitergabe von Amphetaminen auf Station.

Er wird, da er zuvor verneint hatte, Drogen bei sich zu führen, bei ausreichender Kritik- und Urteilsfähigkeit disziplinarisch entlassen.

War das richtig?

Wir bitten um Erlaubnis zur Durchsuchung der Kleidung, damit Betroffene ihren Behandlungserfolg und auch den anderer nicht gefährden bzw. mögliche gefährdende Situation zu verhindern.

> ***Wir gehen nicht davon aus, dass Substanzen überwiegend eingeschmuggelt werden, sondern nehmen wohlwollend an, dass Betroffene unter Substanzkonsum die eine oder andere übersehen können.***

Wird die Zustimmung nicht gegeben, muss überlegt werden, ob dann eine ausreichend tragfähige Beziehung für die Behandlung überhaupt möglich ist. Es wird zu entscheiden sein, ob die Behandlung direkt abgebrochen wird.

Dabei ist festzustellen, ob die Entlassung möglich ist, d. h. auszuschließen, dass keine Gefährdung vorliegt. Bei Betroffenen mit einer Promillezahl von über 1,5 ist von einer deutlich eingeschränkten Kritik- und Urteilsfähigkeit auszugehen. Eine Gefährdung im öffentlichen Verkehr (nach Entlassung in dieser Verfassung) ist anzunehmen, auch bei Gewöhnungsaspekten. Das gleiche gilt für Intoxikationen mit Benzodiazepinen oder psychotischen Phänomenen nach Substanzkonsum.

Man wird eine Entscheidung aussetzen und den Verlauf abwarten müssen.

Wird die Zustimmung gegeben und die Urteilsfähigkeit ist ausreichend vorhanden (bitte dokumentieren), ist eine Untersuchung der Kleidung möglich. Das heißt aber nicht, dass alles gefunden wird. Wir können nicht alles finden.

Eine körperliche Untersuchung mit dem Ziel, Substanzen zu finden, gehört in das Aufgabenfeld der polizeilichen Ermittlungen und ist dann rechtlich abgesichert. Bei einer Routineaufnahmeuntersuchung auf einer Drogenentzugsstation ist diese Untersuchung gegen den Willen nicht indiziert, auch deshalb, weil es sich häufig um Menschen mit einer traumatischen Vorgeschichte handelt und sie durch die Untersuchung retraumatisiert werden könnten.

Im Notfall bei schwersten Intoxikationen und einer Verlegung auf eine Intensivstation kann der Verdacht auf körpernahen »Substanzvorrat« den Kolleginnen oder Kollegen mitgeteilt werden.

Anmerkung
Die psychoaktiven Substanzen gehören in den Besitz des Betroffenen und sind ihm bei Entlassung auszuhändigen. Es wird vielfach anders entschieden und die Substanzen als Asservat über die Apotheke entsorgt.

Wir bewegen uns hier in einer Grauzone. Gehen wir unserem Versorgungsauftrag nach und »verhindern« die Weitergabe und den Konsum, oder wahren wir trotz illegalem Begleitumstand die Autonomie der Betroffenen? Haben wir Anlass zur Vermutung, dass die gefundene Substanz aufgrund ihrer Menge eine deutliche Gefährdung darstellen könnte, werden wir sicher zum Schutze der Betroffenen uns dafür entscheiden, unserem Versorgungsauftrag den Vorzug geben.

27. Fallbesprechung: Schweigepflicht, Alkoholentzugsbehandlung mit Clonazepam, OAT

ICD-10

- F10.2, F10.3
- F13.1
- F11.2 mit Substitution

27.1 Fallbeschreibung

Der 38-jährige Mann kommt mit 3,8 Promille Alkohol zur Beikonsum-Entzugsbehandlung bei ambulanter Substitution von 10 ml Polamidon täglich (als »take home«) und unregelmäßigem Benzodiazepin-Konsum (ca. alle 2 Tage 10 mg Diazepam-Äquivalent). Seit dem 13. Lebensjahr trinkt er regelmäßig, aktuell täglich 5 bis 7 l Bier und ca. 200 ml Schnaps.

27.2 Pharmakotherapie

Aufgrund des Benzodiazepin-Missbrauchs entschließen wir uns zur Clonazepam-gestützten Alkoholentzugsbehandlung, beginnend mit der Tagesdosis 2 mg und weniger als 0,5 Promille im AAT, die ausschleichend über sieben Tage erfolgt (s. Fallbesprechung 5).

Diese Dosis ist relativ niedrig, aber die Entzugssymptome sind ausreichend kupiert.

Wir müssen immer den Kumulationseffekt zwischen Polamidon und Benzodiazepinen beachten. Bei Kombination der Arzneimittel können unerwünschte Wirkungen vermehrt auftreten wie beispielsweise Atembeschwerden oder Benommenheit. Wenn der Patient einverstanden ist, bietet sich eine Dosisteilung von Polamidon auf zwei Gaben an, um diesen Effekt zu reduzieren.

An diesem Fall können wir die Schweigepflichtentbindung diskutieren. Den Betroffenen werden häufig am Aufnahmetag im Rahmen der Erledigung der Aufnahmemodalitäten die Einverständniserklärung zur Datenübermittlung vorgelegt, z. B. gegenüber den substituierenden Ärzten und Ärztinnen, die die Person eingewiesen haben.

Nun hat unser Patient jedoch 3,8 Promille. Auch wenn er an eine hohe Dosis gewöhnt ist, kann er keine verwertbare Erklärung abgeben. Was ist zu tun?

Hier sollte man das Dokument, das die Schweigepflichtentbindung enthält, bei der nächsten Visite vorlegen, kurz die Bedeutung erläutern und unterschreiben lassen.

> ***Sollte eine konkrete Gefahr für Leib und Seele des Patienten bestehen, können wir uns strafbar machen, wenn wir uns an die Schweigepflicht halten, da unsere Information Leben retten können.***

Im Strafgesetzbuch § 34 »Rechtfertigender Notstand« heißt es:

> *Wer in einer gegenwärtigen, nicht anders abwendbaren Gefahr für Leben, Leib, Freiheit, Ehre, Eigentum oder ein anderes Rechtsgut eine Tat begeht, um die Gefahr von sich oder einem anderen abzuwenden, handelt nicht rechtswidrig, wenn bei Abwägung der widerstreitenden Interessen, namentlich der betroffenen Rechtsgüter und des Grades der ihnen drohenden Gefahren, das geschützte Interesse das beeinträchtigte wesentlich überwiegt. Dies gilt jedoch nur, soweit die Tat ein angemessenes Mittel ist, die Gefahr abzuwenden. (Bundesministerium der Justiz, o. J, o. S.)*

TABELLE 26 ***Reduktion von Clonazepam von Tag 2 bis 7 im vorliegenden Fall***

Tage		**2, 3**	**4,5**	**6,7**
Clonazepam in mg	**Morgens**	0,5	0,5	0,5
	Mittags	0,5	0,5	0
	Abends	0,5	0	0,5
	Nachts	0,5	0,5	0

28. Fallbesprechung: Ärztliches Attest oder fachärztliche Stellungnahme für eine Kostenübernahme der Unterbringung in einer stationären soziotherapeutischen Einrichtung

28.1 Fallbeschreibung

Eine 61-Jährige uns seit vielen Jahren bekannte Patientin kommt in einem verwahrlosten Zustand erneut zur Entzugsbehandlung bei Konsum von Alkohol und Benzodiazepinen bei ambulanter Opiatsubstitution mit Methadon. Sie ist obdachlos und hat kaum soziale Bezüge. Sie leidet unter einer COPD und ist stark untergewichtig. Psychisch wirkt sie antriebsgemindert, zudem sind ihre Merkfähigkeits- und Gedächtnisleistungen eingeschränkt

Deshalb entscheiden wir uns gemeinsam mit der Patientin für die Unterbringung in einer stationären soziotherapeutischen Einrichtung. Damit die Kosten von dem Rentenversicherungsträger oder dem Sozialamt übernommen werden können, müssen wir nun ein Attest schreiben.

28.2 Attest oder Stellungnahme

Ein ärztliches Attest oder eine Stellungnahme könnte wie folgt formuliert werden:

»Bei [Name] besteht seit vielen Jahren ein polyvalenter Substanzgebrauch mit vielen ambulanten und stationären Behandlungsversuchen, die als gescheitert anzusehen sind. In der Folge sind schwere soziale, seelische und körperliche Folgeschäden eingetreten, die als

seelische und körperliche Behinderung einzustufen sind und die an Schwere zunehmen würden, wenn diesem nicht durch eine geeignete Maßnahme entgegengewirkt wird.
Als eine entsprechende Maßnahme ist die Unterbringung in einer stationären soziotherapeutischen Einrichtung anzusehen, auch um die Desintegration aus der Gesellschaft zu verhindern und letztendlich das Leben zu erhalten.«
Die Stellungnahme kann bei Bedarf wie folgt ergänzt werden:
»Solange keine geeignete Einrichtung gefunden ist, ist es notwendig, den Betroffenen als sogenannten ›Bewahrfall‹ nach Abschluss der medizinischen Interventionen, die einer akutstationäre Behandlung bedurften, in einem Akutkrankenhaus zu belassen, da eine unmittelbare bevorstehende Gefährdung bei Entlassung besteht.«

Diese und weitere Informationen finden sich in der S3-Leitlinie »Psychosoziale Therapien bei schweren psychischen Erkrankungen« (DGPPN, 2018).

Literaturverzeichnis

Bundesärztekammer (2023). Richtlinie der Bundesärztekammer zur Durchführung der substitutionsgestützten Behandlung Opioidabhängiger. In der Sitzung am 16.02.2023 verabschiedet mit der Veröffentlichung im Bundesanzeiger am 08.04.2023 in Kraft getreten. https://www.bundesaerztekammer.de/fileadmin/user_upload/BAEK/Themen/Public_Health/Richtlinien/Richtlinie-BAEK-Substitution_16.02.2023.pdf

Bundesinstitut für Arzneimittel und Medizinprodukte (o. J.). ICD-11 in Deutsch – Entwurfsfassung. https://www.bfarm.de/DE/Kodiersysteme/Klassifikationen/ICD/ICD-11/uebersetzung/_node.html

Bundesminister für Jugend, Familie, Frauen und Gesundheit (Hg.). (1988). Empfehlungen der Expertenkommission der Bundesregierung zur Reform der Versorgung im psychiatrischen und psychotherapeutisch-psychosomatischen Bereich. Bonn: Eigenverlag

Bundesministerium des Innern des Landes Nordrhein-Westfalen (1999): Gesetz über Hilfen und Schutzmaßnahmen bei psychischen Krankheiten (PsychKG). https://recht.nrw.de/lmi/owa/br_text_anzeigen?v_id=10000000000000000086

Bundesministerium der Justiz (o. J). Strafgesetzbuch (StGB), § 34 Rechtfertigender Notstand. https://www.gesetze-im-internet.de/stgb/__34.html

DGPPN (Deutsche Gesellschaft für Psychiatrie und Psychotherapie, Psychosomatik und Nervenheilkunde) (2018). S3-Leitlinie Psychosoziale Therapien bei schweren psychischen Erkrankungen. Springer.

https://www.dgppn.de/_Resources/Persistent/28165ed34c0c-09d9e092cbfb138e6edcbcfcc277/S3-LL-PsychosozTherapien_Langversion.pdf
DGPPN & DG-Sucht (Deutsche Gesellschaft für Psychiatrie und Psychotherapie, Psychosomatik und Nervenheilkunde & Deutsche Gesellschaft für Suchtforschung und Suchttherapie) (2020a). S3-Leitlinie Medikamentenbezogene Störungen. Version 1.1, Stand: 14.01.2021.
DGPPN & DG-Sucht (Deutsche Gesellschaft für Psychiatrie und Psychotherapie, Psychosomatik und Nervenheilkunde & Deutsche Gesellschaft für Suchtforschung und Suchttherapie) (2020b). S3-Leitlinie Screening, Diagnostik und Behandlung alkoholbezogener Störungen.
DGPPN & DG-Sucht (Deutsche Gesellschaft für Psychiatrie und Psychotherapie, Psychosomatik und Nervenheilkunde & Deutsche Gesellschaft für Suchtforschung und Suchttherapie) (2020c). S3-Leitlinie Screening, Diagnostik und Behandlung alkoholbezogener Störungen. Kurzfassung. https://register.awmf.org/assets/guidelines/076-001k_S3-Screening-Diagnose-Behandlung-alkoholbezogene-Stoerungen_2025-01-verlaengert.pdf
Erbas, B., Huber, G., Tretter, F., & Wolstein, J. (2014). Behandlung substituierter Frauen während Schwangerschaft und Geburt. Herausgegeben von der Bayerischen Akademie für Sucht- und Gesundheitsfragen. https://www.bas-muenchen.de/fileadmin/documents/pdf/Publikationen/Papiere/BAS_UG_Informationspapier_Behandlung_Substituierter_Schwangerschaft_Geburt_Sept_2014.pdf
Fachverband QSAD (o. J.). Geschichte des QSAD. https://fachverband-qsad.de/

Gawin F. H., & Kleber H. D. (1986). Abstinence symptomatology and psychiatric diagnoses in cocaine abusers. Archives of General Psychiatry, 43: 107–113.

Hamel, A. M. (2018): Hochwirksame Antikonvulsion mit Eindosierung von Levetiracetam in der Alkoholentzugsbehandlung. Suchttherapie 19(01): 46–49.

Holzbach, R. (2006). Der Benzodiazepinentzug und dessen Behandlung. Suchttherapie 2006; 7 (3): 97–106.

Köberle, U., Stammschulte, T. Acquarone, D., & Bonnet, U. (2020). Abhängigkeitspotential von Pregabalin. Arzneiverordnung in der Praxis,47 (1–2): 62–65.

Kremer G., Schulz M. (2020). Motivierende Gesprächsführung in der Psychiatrie. Köln: Psychiatrie Verlag.

Ministerium des Innern des Landes Nordrhein-Westfalen (2025). Geltende Gesetze und Verordnungen (SGV. NRW.) mit Stand vom 15.2.2025. https://recht.nrw.de/lmi/owa/br_bes_detail?sg=0&menu=1&bes_id=4853&anw_nr=2&aufgehoben=N&det_id=653879

Rote Liste Service GmbH (o. J). Clomethiazol Fachinformation. Frankfurt a. M.: Fachinfo-Service.

Schwan, Dirk, & Krausz, Michael (1990). Suchtkranke, die ungeliebten Kinder der Psychiatrie. Stuttgart: Enke.

Wetterling, T., & Veltrup, C. (1997). Diagnostik und Therapie von Alkoholproblemen. Heidelberg: Springer.

Zoremba, N, & Coburn, M. (2019). Acute confusional states in hospital. Deutsches Ärzteblatt International, 116: 101–6. https://www.aerzteblatt.de/archiv/delir-im-krankenhaus-a213735e-6819-4338-b04a-93fc36d0ca9c

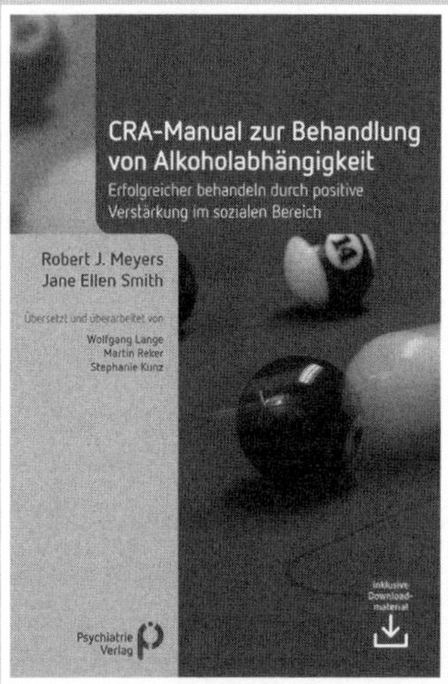

Robert J. Meyers,
Jane Ellen Smith

CRA-Manual zur Behandlung von Alkoholabhängigkeit

Erfolgreicher behandeln durch positive Verstärkung im sozialen Bereich

ISBN 978-3-88414-677-4
272 Seiten, 35,00 €

CRA (Community Reinforcement Approach) ist ein sehr wirksames verhaltenstherapeutisches Konzept zur Behandlung von Alkohol- oder Drogenabhängigkeit. Es basiert auf der Erkenntnis, dass Verstärker aus dem sozialen Umfeld erheblichen Einfluss darauf nehmen können, ob ein süchtiger Mensch den Konsum von Alkohol oder Drogen fortsetzt oder einstellt. CRA zielt darauf ab, positive Verstärker aus dem sozialen, familiären, beruflichen Umfeld oder aus dem Freizeitbereich zu identifizieren und in den Behandlungsprozess zu integrieren, so dass die Motivation zur Abstinenz gefördert wird.

Die Wirksamkeit von CRA als Therapieverfahren bei Suchterkrankungen ist in den USA durch wissenschaftliche Studien belegt. Dieses Buch ist die erste Übersetzung im deutschen Sprachraum. Am Evangelischen Krankenhaus Bethel in Bielefeld wurde eine interdisziplinäre Gruppe aus den verschiedenen Hilfefeldern des Suchthilfenetzes ausgebildet, um das Behandlungskonzept in das gemeindeorientierte Versorgungsnetz zu implementieren.

Psychiatrie
Verlag